Rosemarie Dröschel
Astrid Feuser

W0046269

Durchatmen –
Aufatmen

Der richtige
Atemzug
im richtigen
Moment

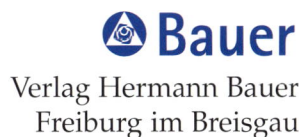

Verlag Hermann Bauer
Freiburg im Breisgau

Die Deutsche Bibliothek – CIP-Einheitsaufnahme

Ein Titeldatensatz für diese Publikation ist bei
Der Deutschen Bibliothek erhältlich.

Lektorat: Martina Klose

1. Auflage 2001
ISBN 3-7626-0813-X
© 2001 by Verlag Hermann Bauer GmbH & Co. KG, Freiburg i. Br.
www.hermann-bauer.de
Fotos: Fotostudio Kai-Uwe Wudtke, Freiburg i.Br./Waldkirch
Zeichnungen: Sarah Zobel, Freiburg i. Br.
Umschlag: Ulrike Künnecke, Berlin
Buchgestaltung und Satz: Ulrike Künnecke, Berlin
Druck und Bindung: Druckerei Ernst Uhl, Radolfzell
Printed in Germany

Inhalt

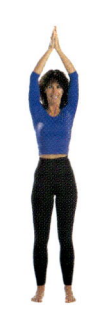

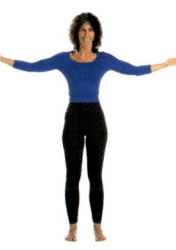

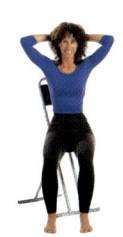

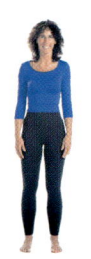
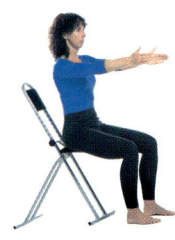
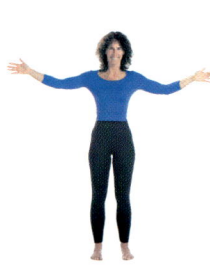

Übungsteil 3:
Kosmische Lebenskraft 75

Vorwort

Und je freier man atmet,
je mehr lebt man.

Theodor Fontane

Verantwortung für sich selbst übernehmen

Die fernöstliche Heilkunde hat es im Gegensatz zu unserem Kulturkreis immer verstanden, ihr überliefertes Wissen zu bewahren und erobert damit auch Europa. Zahlreiche Praxen, die auf diese Art arbeiten, sind bereits bei uns entstanden und Seminare, die sich mit solchen Themen beschäftigen, sind gut besucht. Das ist sehr hilfreich, doch die dahinter stehende fernöstliche Weltanschauung bleibt für unser westliches Denken oftmals nur schwer begreifbar – sie ist uns eher fremd.

Dies können wir als einen willkommenen Anstoß nehmen, um uns an unsere eigene Tradition zu erinnern und das eigene naturheilkundliche Potenzial zu entwickeln, das den speziellen Anforderungen des Abendlandes gerecht wird. Der Westen ist sehr kritisch gegenüber alternativen Gesundheitslehren. Diese müssen unter dem strengen Auge des Gesetzes und wachsam beäugt von Schulmedizin und Pharmaindustrie konkrete und erklärbare Heilungserfolge vorweisen. Die alternativen Heiler erfüllen aber nicht nur diese Anforderungen, sie erreichen oft sogar noch mehr. Kranke Menschen, bei denen die Schulmedizin ratlos ist, können durch alternative Behandlung wieder auf Heilung hoffen – dank des Wissens um die Zusammenhänge von Körper, Seele und Geist und der Anwendung darauf beruhender Methoden.

Ganzheitlich orientierte Ärzte, Heilpraktiker und Gesundheitsberater weisen durch Ihre Erkenntnisse immer mehr Interessierten zusätzlich Wege zur natürlichen Selbstbehandlung. Das Gute daran ist, dass auf diese Art in uns der Wunsch geweckt wird, uns selbstverantwortlich um unser Wohlbefinden zu kümmern. Ein neues Gesundheitsbewusstsein breitet sich in den Köpfen der Menschen aus. Klarer Verstand, der zur Heilung notwendige Erkenntnisse aus fundiertem Wissen gezogen hat, vereint sich mit den Gefühlen, welche mit ihrer Empfindungsbereitschaft dafür sorgen, dass nicht nur die körperlichen Belange, sondern auch die seelischen Bedürfnisse zufrieden gestellt werden. Nur gemeinsam können Verstand und Gefühl für Gesundung sorgen und das Wohlbefinden erhalten.

Wie aber steht es mit Ihnen? Sie möchten sich auch rundum wohl fühlen! Eine Möglichkeit, wie Sie selbstverantwortlich etwas für sich tun können, um Ihre Gesundheit zu verbessern und Krankheiten vorzubeugen, ist bewusstes, tiefes Atmen. Atemluft ist ein belebender Nektar für den Körper mit allen seinen inneren Organen bis hinein in die kleinsten Zellen, aber auch für den Geist und die Seele. Wenn Ihr Körper besser mit Sauerstoff versorgt ist, pulsiert in Ihnen die prickelnde Lebenskraft. Sie werden unternehmungslustiger und haben Freude daran, Ihr Leben aktiv zu gestalten.

Durch gezielte Übungen, wie sie in diesem kleinen Buch beschrieben werden, können Sie Ihre Atemmuskulatur stärken. Gleichzeitig geben Sie Ihrem Körper die Möglichkeit, sich zu entsäuern, zu entgiften und zu entschlacken. Dabei sind die Übungen ganz einfach. Sie kommen denen des weit verbreiteten Yoga sehr nahe, doch sind sie den Anforderungen der westlichen Zivilisation mit ihrem Mangel an Zeit angepasst.

Alle Übungen führen zur Beruhigung und Entspannung des Atemverhaltens, indem wir uns ganz auf die Atmung konzentrieren und einlassen. Damit werden die Folgen von Stress und anderen schädlichen Einflüssen und unangemessenen Reizen abgebaut, das Wohlbefinden wird verbessert. Führen Sie die Übungen mit einem klaren Verstand aus und achten Sie dabei einfühlsam auf sich selbst, so verbessert das Atemtraining Ihr Körperempfinden spürbar – Sie finden Ihr inneres Gleichgewicht wieder.

Atmung ist etwas Zartes und Feines. Das ist der Grund, weshalb Sie sich bei den Übungen genau beobachten sollten – finden Sie heraus, was Ihrem Organismus gut tut und was ihn belastet. Die beschriebenen Übungen dienen dazu, dass Sie sich Ihres Atems, der Atemräume und der vielen wohltuenden Wirkungen des Atmens bewusst werden. Sie wissen, dass Sie mit jedem Einatmen neue Energie in sich hineinnehmen und mit jedem Ausatmen Schlacken und Verbrauchtes abgeben. Beim bewussten, langsamen Einatmen erhöht sich die Zufuhr an Lebenskraft und beim bewussten, langsamen Ausatmen können Sie sich in erhöhtem Maße von Abfallprodukten befreien. Zu letzteren gehören auch seelische Belastungen, Ärger, Aufregung und andere.

Das Ruhen und Nachspüren, das bei allen Übungen eine wichtige Rolle spielt, hilft Ihnen sich selbst und Ihren Körper besser kennen zu lernen. Dazu gehört auch, dass Sie die Spannungen, die noch im Körper vorhanden sind, achtsam wahrnehmen. Diese sind ein Warnsignal, mit denen Ihr Körper Sie darauf aufmerksam machen will, dass etwas in Ihrem Leben nicht stimmt. Wenn Sie beim Üben auf sich konzentriert sind und sich der Signale Ihres Körpers bewusst werden – vielleicht zum ersten Mal –, so haben Sie auch die Chance, belastende Ursachen für Verspannungen in Ihrem Alltag zu orten und loszulassen, damit es Ihnen und Ihrem Körper wieder besser geht. Ist der Körper wohlauf, freut sich die Seele und auch Ihre Gefühle können wieder frei fließen.

Das Ruhen und Nachspüren hat noch einen weiteren Sinn: Der Einatemstrom, der Ihre Lungentätigkeit aktiviert, ist wie ein Segel im Wind. Wenn Sie, bevor Sie eine Übung ein zweites und drittes Mal durchführen, einige »normale« Atemzüge machen und dann neu beginnen, werden Sie im Sturm Ihres Atems nicht atemlos. Und: Blasen Sie sich nicht über die Maßen auf! Kleine feine Winde sind um einiges wirkungsvoller als ein großer Sturm. Es dauert meist nicht lange, bis sich die Spannungen zu lösen beginnen. Dann stellt sich ein angenehmes Wärmegefühl ein. Allmählich werden Sie erkennen, dass Sie einen Weg gefunden haben, der auf ganz natürliche Weise nach innen führt.

Ihr Leben, Ihr Denken und Ihr Geist werden durch den Atem aus einer unermesslich sprudelnden und nie versiegenden Quelle gespeist. Wir wünschen Ihnen, dass Sie einen langen und gesunden Atem haben und die Befreiung und Erleichterung, die im Atmen liegen, erfahren.

Freuen Sie sich auf die 34 einfach auszuführenden Übungen in diesem kleinen Buch, mit deren Hilfe Sie wahre Wunder vollbringen werden.

Was bewusstes Atmen bewirkt

Aktivierung der Atemmuskulatur (Übung 7, 8, 9, 10, 21, 24, 25, 26, 28)
Aktivierung der inneren Organe (Übung 3)
Aktivierung der Thymusdrüse und damit Stärkung der Körperabwehr (Übung 14)
Aktivierung des Stoffwechsels (Übung 18)
Allgemeine Harmonisierung (Übung 18)
Atemberuhigung (Übung 19, 23)
Belebung der Sinne (Übung 11)
Beruhigung (Übung 18, 22, 24, 25)
Beschwerden wegatmen (Übung 32)
Chakren-Atmung für ein langes Leben (Übung 34)
Dehnung und Streckung der Wirbelsäule (Übung 20)
Energieausgleich (alle Übungen)
Entschlackung (alle Übungen)
Entspannung, Stress loslassen (Übung 5, 10, 12, 19, 23, 24, 25)
Förderung der Durchblutung (Übung 16)
Gedanken beruhigen (Übung 6)
Gehirn aktivieren (Übung 15)
Herzentlastung (Übung 16, 17)
Kräftigung der Bauchdecke (Übung 16, 17)
Kräftigung des Zwerchfells (Übung 1, 28)
Lachen als Jungbrunnen (Übung 28, 29, 30)
Lebensgeister wecken (alle Übungen)
Lösung von Engegefühl in der Brust (Übung 23)
Lösung von Gesichtsverspannungen (Übung 4, 6, 30)
Lösung von Krämpfen (Übung 18)
Lösung von Verspannungen allgemein (alle Übungen)
Massage der Beckenbodenmuskulatur (Übung 17)
Massage der inneren Organe (Übung 16, 17, 28, 29, 30)
Natürliche Atemimpulse erleben (Übung 6)
Natürliche Atemrhythmen wieder finden (alle Übungen)
Nervenstärkung (Übung 13)
Öffnung der Lunge (Übung 20)
Öffnung des Herzens (Übung 31)
Regulierung des Herz-Kreislauf-Systems (Übung 22, 23)

Reinigung der Atemwege (Übung 14, 28)

Schmerzen wegatmen (Übung 33)

Sexuelle Energie wieder fließen lassen (Übung 17, 20)

Spannungsausgleich (Übung 29)

Spannungsausgleich für das Gehirn und den gesamten Kopfbereich (Übung 11)

Spannungsausgleich für die Brustorgane und das gesamte Atmungssystem (Übung 14)

Spannungsausgleich für Hals und Ohren (Übung 12, 13)

Spannungsausgleich für Magen und Unterleibsorgane (Übung 16, 17, 20)

Stärkung der Konzentrationsfähigkeit (Übung 6)

Stärkung für Muskeln und Gewebe (Übung 16, 17)

Training für das Lungengewebe (Übung 1, 10, 23, 27)

Venenstauungen entgegenwirken (Übung 16)

Verbesserung der Nasenatmung (Übung 2, 3)

Vermeidung eines Hohlkreuzes (Übung 20)

Vitalisierung des Körpers (alle Übungen)

Vorbeugung bei Asthma (Übung 22, 23)

Vorbeugung bei Migräne (Übung 11)

Atem und Seele

Der erste Atemzug schließet,
gleich dem letzten,
eine alte Welt mit einer neuen zu.

Jean Paul

Sich richtig zu ernähren, ausreichend zu schlafen, sich körperlich zu betätigen und sich zu pflegen, das ist schon ein guter Anfang, wenn Sie Ihren Körper in einem gesunden Zustand erhalten wollen. Es würde vielleicht auch genügen ... wären Sie nur chemisch zusammengesetzte Materie.

Doch Sie sind weitaus mehr! In Ihrem Körper wohnt ein sehr empfindsames Wesen – Ihre lebendige Seele, die mit dem Atem aufs Engste verbunden ist. Sie erinnern sich bestimmt: Gott blies dem Menschen den Odem des Lebens ein, so erhielt der Mensch eine lebendige Seele. Beim ersten Atemzug, kurz nach der Geburt, erfüllt sich Ihr Körper mit der lebendigen Seele, und wenn Sie sterben, hauchen Sie Ihren Atem, Ihre Seele aus. In vielen alten Sprachen gibt es für »Atemhauch« und »Seele« nur ein Wort, denn der Atemhauch ist das Leben der Seele.

Hieraus ergibt sich, warum in unserer schnelllebigen Zeit das seelische Empfinden viel zu kurz kommt: Uns fehlt oft die Zeit zum Durchatmen. Ist es da nicht verständlich, dass heutzutage viele Menschen unter zahlreichen Störungen ihres seelischen und sogar körperlichen Gleichgewichts leiden? Oft sind sogar schon Kinder davon betroffen.

Die Quelle der Gesundheit

Ein- und Ausatmung halten den Körper ein ganzes Leben lang lebendig. Außerdem ist die Atmung die Quelle unserer Gesundheit. Im Mittelalter wandten römische und griechische Ärzte atemgymnastische Übungen als sanftes Heilmittel an, um eine vermehrte Durchblutung zu erzielen und die Hitze in den inneren Organen zu steigern, so dass sich die Organe von Abfallprodukten befreien konnten. In der heutigen Zeit werden wir durch das Autogene Training, durch Yoga, kneippsche Behandlungsmethoden und Progressive Muskelrelaxation wieder darauf aufmerksam gemacht, wie wichtig entspanntes Atmen ist. Entspanntes Atmen (besonders das gründliche Ausatmen) entschlackt den Körper. Durch bewusstes Atmen sind Sie in der Lage Ihren Körper zu entspannen und Ihren Geist zu beruhigen.

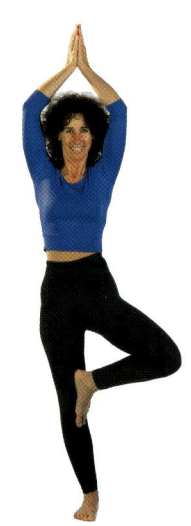

Inspiration

Die Seele atmet durch den Geist,
der Geist atmet durch die Inspiration,
und die ist das Atmen der Gottheit.

Bettina von Arnim

»Inspiration« kommt aus dem Lateinischen, wobei das Verb *inspirare* »hineinblasen«, »einhauchen« und »begeistern« bedeutet. Können Sie gut einatmen? Sind Sie »inspiriert«? Achten Sie Ihre inneren Empfindungen, Ihre Gefühlswelt, leben Sie so, dass Sie sich wohl fühlen in Ihrer Haut? Wenn ja, möchten wir gratulieren! Sie sind ein Mensch, der seine eigenen Lebensgesetze berücksichtigt.

Doch die meisten unter uns tun das nicht. Erlauben Sie der Hektik des Alltags immer wieder in Ihr Leben einzugreifen und Ihnen kaum Zeit zum Aufatmen zu lassen? Wenn ja, dann sind Sie

allzu leicht bereit, Ihre eigenen natürlichen Grenzen zu überschrei-
ten, innerhalb der Sie gesund bleiben. Dabei missachten Sie gern
die Stresssymptome, durch die Ihnen der Körper diese Grenzen
signalisiert.

Mit dem ersten Atemzug wird der Körper belebt, um durch
Nervenimpulse das fühlende, empfindsame Wesen in ihm zu
erwecken. So wird verständlich, dass Atmung und Gefühl
untrennbar miteinander verbunden sind. Dauerstress beeinträchtigt unser Gefühlsleben, blockiert Nervenimpulse und bringt die
natürliche Atmung aus dem Rhythmus ... falsche Atemmuster
schleichen sich ein. Je länger Stresssituationen andauern, desto
mehr wird falsches Atmen zur Gewohnheit, was unseren Organismus daran hindert sich zu entgiften. (Und nur so kann er sich
regenerieren.) Lässt der Stress nach, ist leider das falsche
Atemverhalten meistens schon »einprogrammiert«, wir haben uns
daran gewöhnt und erkennen es nicht einmal mehr als behindernd.

Der Körper – Spiegel der Seele

Es ist gut,
sich aus Verhältnissen herauszulösen,
die einem die Luft benehmen.

Paula Modersohn-Becker

Die Atmung ist die einzige Körperfunktion, die unbewusst abläuft und dabei gleichzeitig durch unseren Willen steuerbar ist. Deshalb arbeiten die Yogis mit dem Atem: Es ist der leichteste Weg, um willentlich auf die Körperprozesse Einfluss zu nehmen.

Steht in Ihrem Leben etwas nicht zum Besten, so spiegelt der Körper die innerseelischen Störungen wieder. Stressbehaftete Verwicklungen wirken auf die Nerven und lösen Fehlregulationen der Atmung aus. Solche Zustände verschlechtern Ihr körperliches Allgemeinbefinden. Achten Sie einmal darauf, wie sich Ihre Atmung in unangenehmen oder bedrohlichen Situationen verändert und wann der Atem nicht mehr rhythmisch, gleichmäßig und ruhig fließt. Nehmen Sie Ihre Atmung bewusst wahr, so merken Sie (noch bevor es Ihnen wirklich schlecht geht), wann es hilfreich wäre sich zu entspannen. Indem Sie Ihren Atem beobachten, gewinnen Sie Einsicht in Ihre Lebensumstände, Sie erkennen, in welchen Situationen Ihre Lebensenergie nicht mehr frei fließt. Haben Sie das einmal erkannt, können Sie Ihre Energie wieder zum Fließen bringen. Techniken hierfür stellen wir Ihnen in diesem Büchlein vor. Doch vorerst ist es durchaus dienlich, dass Sie sich in Ihrem Alltag bewusst wahrnehmen:

Warnsignale des Körpers

- Wenn Ihnen jemand zu nahe tritt, fehlen Ihnen die Worte.

- Ihnen versagt bei Unstimmigkeiten die Stimme derart, dass Ihnen die Luft wegbleibt. Ihre Kehle ist wie zugeschnürt und Ihnen bleiben die Worte im Hals stecken.

- Beklemmende Sorgen und Ängste drohen Sie zu erdrücken und liegen Ihnen wie Steine auf der Brust.

- Sie spüren den Drang, sich einmal ordentlich Luft zu machen, in manchen Situationen auf vieles zu pfeifen, jemandem die Flötentöne beizubringen, einem anderen etwas zu husten.

- Ihnen geht des Öfteren die Luft aus oder bestimmte Menschen nehmen Ihnen die Luft zum Atmen.

- Sie fühlen sich, als ob Ihnen das Wasser bis zum Hals stünde, als würden Sie auf dem letzten Loch pfeifen.

- Ihr Schlafrhythmus ist gestört, Sie schnarchen. Sie atmen ungleichmäßig oder Sie machen sogar Pausen beim Atmen. Sie sind morgens häufig noch müde und erschöpft. Sie sind nur wenig belastbar.

- Sie hüsteln häufig. Sie haben des Öfteren Atemwegsinfekte, die nur langsam wieder abklingen. Oder Beschwerden beim Ein- und Ausatmen, die mit plötzlicher Atemnot einhergehen.

Diese Unpässlichkeiten sind erste Warnsignale der intelligent wirkenden Lebenskraft, die Ihnen signalisieren will: »Kümmere dich um dich selbst, ändere deine Lebensart ...!« Funktioniert das nicht, so wird eine Krankheit Ihre Aufmerksamkeit erzwingen. Wenn Sie es nicht so weit kommen lassen wollen: Gehen Sie bewusst durchs Leben, achten Sie darauf, welche Ereignisse Ihren Atem in Ihrem Alltag wie beeinflussen. Erkenntnis ist der erste Schritt auf dem Weg zur Besserung!

Die Übungen in diesem Buch geben Ihnen nun eine Möglichkeit Ihr Befinden aktiv zu verbessern. Nutzen Sie diese Chance!

Das soziale Umfeld

Konflikte mit Mitmenschen führen dazu, dass sich Ihre Gedanken auf ein – unangenehmes – Thema konzentrieren, sie beginnen zu kreisen. Alle Energie sammelt sich im Kopf; durch Ihre Erregung geht der Atem schnell und oberflächlich. Ihr Kopf ist überreich durchblutet, aber Sie haben kalte Hände, kalte Füße, Ihr Körper wird nicht mehr gleichmäßig mit Energie versorgt. (Denken Sie daran: Kühler Kopf und Füße warm, das macht jeden Doktor arm!)

Folgende Situationen beeinflussen Körper, Geist und Seele negativ:

- Überbeanspruchung durch die Familie lässt Sie gehetzt durchs Leben gehen. Sie kommen nicht zur Ruhe, die eigenen körperlichen Belange werden nicht mehr beachtet. Atemlos denken Sie nicht mehr daran, sich Zeit zu nehmen, sich um Ihr eigenes Wohlbefinden zu kümmern.

- Streit in der Familie geht ans Herz und Sie spüren eine Enge in der Brust – die Atmung wird flach, die Luft wird nicht mehr bis tief in die Lungen hineingesaugt, die unteren Atemmuskeln werden lahm gelegt.

- Auch unsere Kinder können solche Probleme verursachen: Wenn die kleinen Nervensägen Unruhe verbreiten, fehlt uns die Zeit zum Durchatmen, oder wir machen uns Sorgen um sie und uns wird angst und bange, uns stockt der Atem.

- Durch ungerechte Kritik fühlen wir uns bedroht. Empört atmen wir ein und halten die Luft an. Wir können uns nun vielleicht nicht mehr von diesem Atem trennen, halten fest, vergessen das Ausatmen, das Loslassen. Und wieder stockt uns der Atem.

- Wenig Anerkennung zu bekommen macht mutlos. Kraftlos stöhnen wir auf, lassen den Atem gehen, lassen uns gehen und alle Energie entweicht. Wir fallen in uns zusammen, vergessen wieder kraftvoll einzuatmen.

- Trauer und Leid, Kummer und Schmerz erdrücken das Herz und lassen das Gefühl von Enge in der Brust entstehen. Wenn wir unsere Tränen zurückhalten, geht der Atem stoßweise und unrhythmisch. Der Körper mag zittern, weil das befreiende Ausatmen und Loslassen unterdrückt wird.

- Wenn Sie einsam sind, findet kein lebendiger Austausch statt. Leben ist aber Austausch und Atem ist Austausch. Wenn wir am Leben nicht mehr teilnehmen, was wird dann mit uns geschehen?

- Leistungsdruck und Zeitdruck sorgen dafür, dass wir kaum noch zum Atmen kommen, es bleibt keine Zeit mehr, um einmal richtig durchzuatmen.

- Mobbing am Arbeitsplatz und Konkurrenzkampf sind für viele Menschen *der* Stressfaktor überhaupt: Da bleibt einem die Luft weg.

- Ängste, etwa Versagensangst oder die Angst vor Verantwortung, schnüren uns die Kehle zu und lassen uns kurzatmig werden.

Umwelteinflüsse

Schlechte Arbeitsbedingungen verpesten Ihre Luft, dazu gehören ungelüftete Räume, Raucher in Ihrer Nähe, Klimaanlagen, »dicke Luft« am Arbeitsplatz, wenn Sie Ihren Arbeitskollegen nicht riechen können: Würden Sie sich da nicht am liebsten die Nase zuhalten?

Die folgenden Umwelteinflüsse wirken sich ebenfalls negativ auf Ihre Atmung aus:

- Umweltverschmutzung und Smog erschweren die Atmung und verunreinigen Ihren Körper bis in die einzelnen Zellen hinein.

- Dichtes Verkehrsaufkommen, Stau – Sie werden leicht wütend. Jetzt würden Sie gerne Dampf ablassen, doch wohin damit?

- Menschengedränge nimmt Ihnen die Luft zum Atmen.

- Lärmbelästigung, laute Musik erschüttern Sie bis ins Mark und Ihr Atem kommt aus dem Rhythmus.

- Plötzlicher Lärm, etwa das Klingeln des Telefons, reißt Sie aus Ihrer Ruhe. Erschreckt einatmend zucken Sie zusammen.

Diese Stressfaktoren können zu einem Teufelskreis führen. Unterbrechen Sie diesen Teufelskreis – wenden Sie die Atemübungen, wie sie in diesem Buch beschrieben sind, bewusst an!

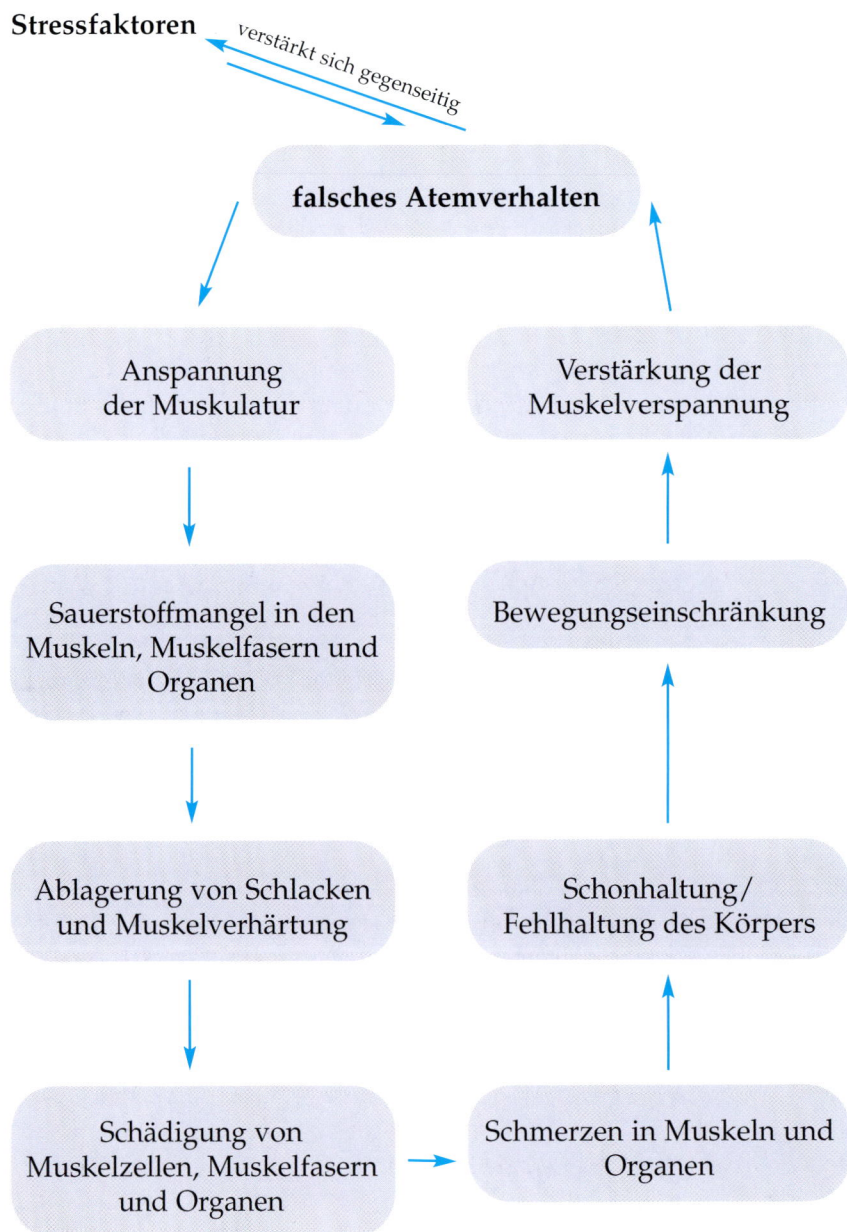

Stressfaktoren — *verstärkt sich gegenseitig*

falsches Atemverhalten

Anspannung
der Muskulatur

Verstärkung der
Muskelverspannung

Sauerstoffmangel in den
Muskeln, Muskelfasern und
Organen

Bewegungseinschränkung

Ablagerung von Schlacken
und Muskelverhärtung

Schonhaltung/
Fehlhaltung des Körpers

Schädigung von
Muskelzellen, Muskelfasern
und Organen

Schmerzen in Muskeln und
Organen

Teufelskreis »falsches Atemverhalten«

Ausatmen – eine wirkungsvolle Hilfe

Natürlich bringt es Sie nicht weiter, wenn Sie vor den Schwierigkeiten in Ihrem Leben die Augen verschließen und resignieren. Nehmen Sie Probleme bewusst als Herausforderungen an, die Ihnen helfen, Ihre bislang ungenutzten Kräfte zu mobilisieren und sich zu entwickeln. Dies wird Ihnen leichter fallen, wenn Sie regelmäßig Atemübungen durchführen, denn Atemübungen, insbesondere Ausatem-Übungen, sind bestens dazu geeignet Ihr inneres Gleichgewicht wiederherzustellen.

Um dies besser zu verstehen, stellen Sie sich vor, dass Sie in einem Ofen Feuer machen. Sie nehmen nacheinander Holz, Papier und Kohle und zünden dies an. Was aber braucht Ihr Feuer noch, um richtig zu brennen? Sicherlich würden Sie für genug Luftzufuhr sorgen, denn in einem Kamin mit einem schlechten Zug würde das Feuer ersticken.

Führen Sie sich nun vor Augen, wie es einem Organismus ergeht, dem alles Mögliche zugemutet wird, dem es aber an der notwendigen Sauerstoffzufuhr fehlt. Wie sieht es wohl in einer solchen Verbrennungsanlage aus? – Überall lagern sich Schlacken ab, die Schmerzen und Krankheiten verursachen!

Mit dem gründlichen Ausatmen werden Schlacken und Ballast ausgestoßen. Geschieht dies nicht in ausreichendem Maße, lagern sich diese unweigerlich in der Muskulatur und in den Organen ab, was zu einer verminderten Stoffwechseltätigkeit führt, und das vermindert wiederum die Ausscheidung der Schadstoffe – ein sich selbst verstärkender Mechanismus.

Der Sauerstoff ist für die Verbrennung im Körper unabdingbar. Erst durch ausreichende Sauerstoffzufuhr können die Zellen aus den zugeführten Nährstoffen die lebensnotwendige Energie für den Stoffwechsel, die Muskeltätigkeit, die Tätigkeit der Organe und das Wachstum gewinnen. Durch die Sauerstoffzufuhr werden das Herz-Kreislauf-System reguliert, die Nerven gestärkt, die Vitalität verbessert. Es zeigt sich ganz deutlich, dass richtiges Atmen die Grundlage für unsere Gesundheit ist.

Einfache Atemübungen helfen Ihnen Ihre körperlichen Potenziale zu aktivieren und zu stabilisieren. Atmen Sie einmal auf und genießen Sie besonders die Ausatem-Übungen, die eine Körpersensibilisierung herbeiführen! Da Sie als Mensch in der Lage sind, Einfluss auf Ihren Atemrhythmus auszuüben, können Sie auf diese Weise Ihr Befinden verbessern. Durch regelmäßiges Üben stellt sich ganz von selbst das richtige Atemverhalten wieder ein. Zusätzlich werden Ihr ganzer Körper, Ihre inneren Organe (also auch Ihr Gehirn), besser mit Sauerstoff versorgt: Sie bekommen einen klaren Kopf, können freier denken. Sie schaffen sich Raum für neue Impulse und Ideen, erkennen die Ursachen der ursprünglichen Störungen leichter und können sie beseitigen. Ihr Körper bekommt die Kraft, die er braucht, um lebendig zu sein, und Sie behalten im Auge, was für Ihr Leben wesentlich ist.

Das »vollständige« Ausatmen

Atmen macht Sie lebendig; tiefes, langsames Atmen reinigt das Blut ... hell und leuchtend rot blüht es befreit auf. Jedes einzelne rote Blutkörperchen pulsiert nun aktiv. Ihre Lebensfreude erwacht wieder neu.

In den verschiedenen Übungen wird der Ausdruck »vollständige« Ausatmung verwendet. Dies bedeutet, unter der Mithilfe der Atemmuskeln gründlich, soviel, wie es eben geht, hinauszuatmen. Zurück bleibt ein gewisser natürlicher Anteil, ein Luftrest, der auch nach stärkster Ausatmung nicht willentlich ausgeatmet werden kann. In großer Ruhe wandelt sich die Atmung von einer groben, lauten Atmung zu einer fein fließenden, elastischen Atmung, die sich von innen her bewegt.

Eine »vollständige« Ausatmung

- *entspannt und lockert Ihren Körper*
  Einfach nur verstärkt einzuatmen verspannt, Sie bemerken es zuerst an Ihren hochgezogenen Schultern und an Ihrem verspannten Gesicht.

- *schafft Unterdruck*
  Es entsteht ein Sog, der die Frischluft anschließend wie von selbst wieder einsaugt.

- *schafft Raum für Reaktionen*
  Das erneute Einatmen nach der gründlichen Ausatmung geschieht unwillkürlich – der Atem kommt sozusagen wie von selbst. Es sollte also das gründliche Ausatmen geübt werden, um eine gute Einatmung zu fördern.

- *entsäuert, entgiftet und entschlackt*
  Die Schlacken werden über die Atemwege aus dem Körper hinaustransportiert.

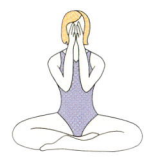

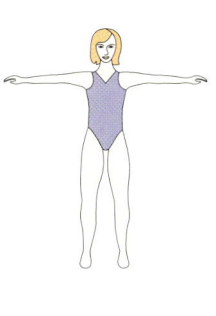

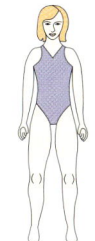

Übungsteil 1:
Leben heißt atmen

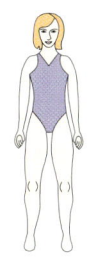

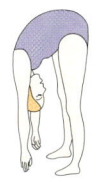

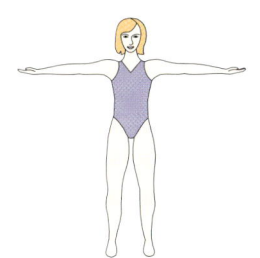

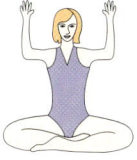

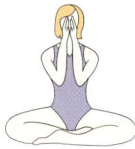

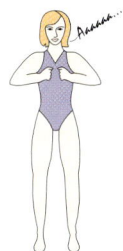

Der Atem ist ein großes Geheimnis unseres Lebens, aber warum atmet der Mensch eigentlich? – Jede Bewegung im Inneren unseres Körpers und nach außen in die Welt und jede Gedankentätigkeit sind nur möglich durch Sauerstoff. Ohne Sauerstoff kein Leben!

Beim Einatmen wird der Sauerstoff der Luft in der Lunge den roten Blutkörperchen zugeführt. Diese transportieren ihn zu den Organen (etwa zum Gehirn) und dort gelangt er in jede einzelne Zelle, die ihn für die lebensnotwendige Energiegewinnung braucht. Diese Energie benötigt der Körper fortwährend … für den Stoffwechsel, die Verdauung, das Wachstum und die Organtätigkeit, auch die des Gehirns, das alle Körperprozesse steuert. Bei den verbrennungsähnlichen Vorgängen, die auch »innere Atmung« genannt werden, entsteht Kohlendioxid, das beim Ausatmen nach außen abgegeben werden muss. In der Lunge findet also ein Gasaustausch statt: Die roten Blutkörperchen nehmen Sauerstoff auf und geben Kohlendioxid ab.

Bewusst atmen

Das Atmen ist das allererste, unser ureigenstes rhythmisches Geschehen, das im Allgemeinen ohne unseren Willen, also unwillkürlich geschieht. Viele Menschen sind heute allerdings »außer Atem«. Sie halten die eingeatmete Luft fest. Das geschieht ohne das bewusste Zutun, »einfach« durch Stress, Unruhe, Angst, Nervosität, also durch körperliche Überforderung und durch seelische Disharmonien.

Besinnen wir uns auf das Wesentliche: Der Atem ist es, der uns mit allem verbindet, was auf diesem Planeten lebt. Alle Flügel, Nasenflügel und Lungenflügel, durch die er strömen will, sollten weit geöffnet sein! Unser Körper weiß sehr wohl, wie er das bewerkstelligen kann. Vertrauen wir in die heilenden Kräfte der Natur und die Hilfestellung, die uns die Übungen geben – das wird ihm helfen seinen eigenen, natürlichen Atemrhythmus wiederzufinden.

Warten Sie nicht auf Hilfe von außen, nehmen Sie Ihr Leben selbst in die Hand! Werden Sie aktiv und gönnen Sie sich etwas, das Ihnen gut tut. Lassen Sie sich mit den Übungen vom Atemhauch innerlich umschmeicheln ... ein prickelndes Erlebnis, das Ihre Lebensgeister weckt, erwartet Sie.

Die Zusammensetzung der Luft

Die Luft, die wir einatmen, ist ein Gasgemisch, das sich aus sehr vielen Bestandteilen zusammensetzt. Sie besteht zu

21 %   aus Sauerstoff
78 %   aus Stickstoff
 0,9 %   aus Edelgasen
 0,03 % aus Kohlendioxid

Sauerstoff ist im ganzen Organismus für die Verbrennung notwendig. Nur mit Hilfe von Sauerstoff können die Zellen aus den zugeführten Nährstoffen Energie gewinnen. Dabei entsteht wie bei jedem Verbrennungsvorgang Wärme. Diese Wärme zeigt sich in unserer normalen Körpertemperatur von circa 37° C. Schon eine Temperaturverschiebung um 1° C beeinträchtigt unser Allgemeinbefinden erheblich. Jedoch nimmt der Körper bei jedem Atemzug nur 4 Prozent der aufgenommenen Sauerstoffmenge für diese Arbeit in Anspruch, den Rest scheidet er einfach wieder aus.

Stickstoff ist als Füllgas durch seine sauerstoffverdünnende Wirkung ebenfalls an der Atmung beteiligt.

Edelgase sind nur inaktiv an der Atmung beteiligt.

Kohlendioxid ist als Verbrennungsprodukt wesentlich für den Anreiz zur Atembewegung verantwortlich. Es wird bei der Ausatmung an die Umgebung abgegeben.

Kleiner Atemtest

Mit dem folgenden Atemtest können Sie überprüfen, wie viel Lungenvolumen Sie haben, wie elastisch Ihre Lunge ist und wie frei die Nasenatmung. Früher, als es die komplexe Apparatemedizin noch nicht gab, war dieser Test in den Arztpraxen gang und gäbe. Heute wird er von Heilpraktikern wieder gern verwendet.

1. Wie lange können Sie den Atem anhalten?
Atmen Sie 2- bis 3-mal tief aus und ein. Halten Sie nun die Luft an und beobachten Sie, wie lange die Luft ohne Probleme gehalten werden kann. Bei einem gesunden Erwachsenen beträgt die Zeit etwa 30 Sekunden.

2. Wie elastisch ist Ihre Lunge beim Atemstoß?
Atmen Sie 2- bis 3-mal tief aus und ein. Blasen Sie dann mit einem kräftigen Atemstoß eine Kerzenflamme aus. Bei einem gesunden Erwachsenen beträgt der Abstand, in welchem die Kerze noch ausgeblasen werden kann, die eigene Armlänge.

3. Können Sie durch beide Nasenlöcher frei atmen?
Atmen Sie durch das linke Nasenloch aus und ein, während Sie das andere Nasenloch zuhalten. Tun Sie das etwa 30 Sekunden lang. Dann wechseln Sie: Halten Sie das linke Nasenloch zu und atmen Sie 30 Sekunden durch das rechte.

Wichtig: Stellen Sie bei einem dieser Tests Störungen fest, wenden Sie sich bitte an Ihren Arzt!

Die Nasenatmung

Die Nase wirkt wie ein Filter: Durch die Nase eingeatmete Luft wird gereinigt, angefeuchtet und vorgewärmt, also kontrolliert und vorbereitet für die inneren Atemwege. Durch den Mund eingeatmete Luft kann zu kalt sein, so reizt sie die Atemwege und schwächt Ihre Körperabwehr. Bei der Atmung durch den Mund fehlen auch die Belüftung der Nasennebenhöhlen und der Stirnhöhlen sowie die Stimulierung der Reflexzonen der Nase. Darunter leiden der Feuchtigkeitshaushalt der Nase und die Riechfähigkeit. Die Nasenatmung ist außerdem sehr wichtig für die Atemmuskeln, besonders für das Zwerchfell.

Übung 1: Das Zwerchfell spüren

▶ Setzen oder legen Sie sich bequem hin.

▶ Um ein Gefühl für das Zwerchfell zu bekommen, ziehen Sie den Atem durch die Nase mit kleinen vibrierenden Stößen ein, als ob Sie einen Duft wahrnehmen, schnuppern wollten. Dabei geht der Atem ganz von selbst in den oberen Brustkorb.

▶ Probieren Sie das jetzt einmal aus.

▶ Was da zuckt im Oberbauch, das ist Ihr Zwerchfell, das sich bewegt.

▶ Danach atmen Sie *langsam* durch den Mund aus.

Die Luft durch die kleinen Nasenöffnungen einzuziehen ist zwar anstrengender als durch den Mund zu atmen, aber viel gesünder. Denn die Nasenatmung kräftigt das Zwerchfell und gleichzeitig wird die an der Atmung beteiligte Muskulatur – Zwerchfell, Bauchmuskulatur und Zwischenrippenmuskulatur – stärker aktiviert als bei der Mundatmung. Im Gegensatz zur Nasenatmung geht der Atem bei der Mundatmung nur in den oberen Teil des Brustkorbs – und nicht bis tief in den Bauch hinein.

Übung 2: Die Nasenatmung aktivieren

Der Atem kann durch die Nase nicht frei fließen, wenn zum Beispiel eine Verkrümmung der Nasenscheidewand vorliegt oder wenn die Nasen- und Nasennebenhöhlenschleimhaut wuchern und sogenannte »Polypen« bilden. Bei vielen Menschen sind auch die Schleimhäute geschwollen, häufig nur auf einer Seite.

Mit Hilfe der folgenden Übung finden Sie heraus, ob Ihre Nasenatmung sowohl auf der rechten als auch auf der linken Seite frei fließt.

▸ Setzen oder legen Sie sich bequem hin.

▸ Das rechte Nasenloch mit dem rechten Daumen schließen, durch das offene linke Nasenloch ausatmen ... und wieder ein.

▸ Dann mit dem Mittelfinger oder dem Ringfinger das linke Nasenloch schließen und durch das nun offene rechte Nasenloch ausatmen ... und wieder ein.

▸ Wiederholen Sie dies, solange es für Sie angenehm ist.

Stellen Sie fest, dass der Atem auf einer Seite nicht frei fließt, können Sie die Übung jeden Tag ein- oder mehrmals wiederholen. Meistens wird dadurch der Feuchtigkeitshaushalt der Nase schon so weit ausgeglichen, dass eine freie Nasenatmung wieder möglich wird.

Es kann aber auch vorkommen, dass die Nasenschleimhäute durch das Üben zunächst einmal anschwellen, so dass Sie schlechter durch die Nase atmen können als vorher. Das hat mit dem Reinigungsprozess zu tun, der jetzt in Gang kommt.

Wichtig: Bringt diese Übung keine Erleichterung, ist es ratsam, sich von einem Hals-Nasen-Ohren-Arzt untersuchen zu lassen.

Ätherische Öle

Bei der Verwendung von speziellen ätherischen Ölen, Nasen-reflexöl oder Teebaumöl, ist eine sehr gute, befreiende Wirkung der gesamten Atemwege zu beobachten, besonders der Nasenneben-höhlen. Nasenreflexöl erhalten Sie in der Apotheke, Teebaumöl im Naturkostladen oder im Drogerie-Markt.

Zudem regen diese sanft wirkenden, für die Schleimhaut gut verträglichen ätherischen Öle die Reflexzonen an, die rund um die Nase herum liegen. Hier spiegeln sich Leber, Niere, Lunge, Herz, Blase, Bronchien und andere Organe wider. Als Vorbereitung für eine wohltuende Nasenmassage, wie sie in der folgenden Übung beschrieben ist, empfiehlt es sich, ein Wattestäbchen mit einem Tropfen zu befeuchten und den äußeren Nasenring (die äußere Nasenöffnung) leicht damit einzureiben. So wird sich die entspan-nende Wirkung der Nasenreflexzonenmassage, die in Übung 3 beschrieben wird, noch vertiefen.

Achtung! Bitte verwechseln Sie das Nasenreflexöl und das Teebaumöl nicht mit Japanischem Heilpflanzenöl, mit China-Öl oder Ähnlichem!

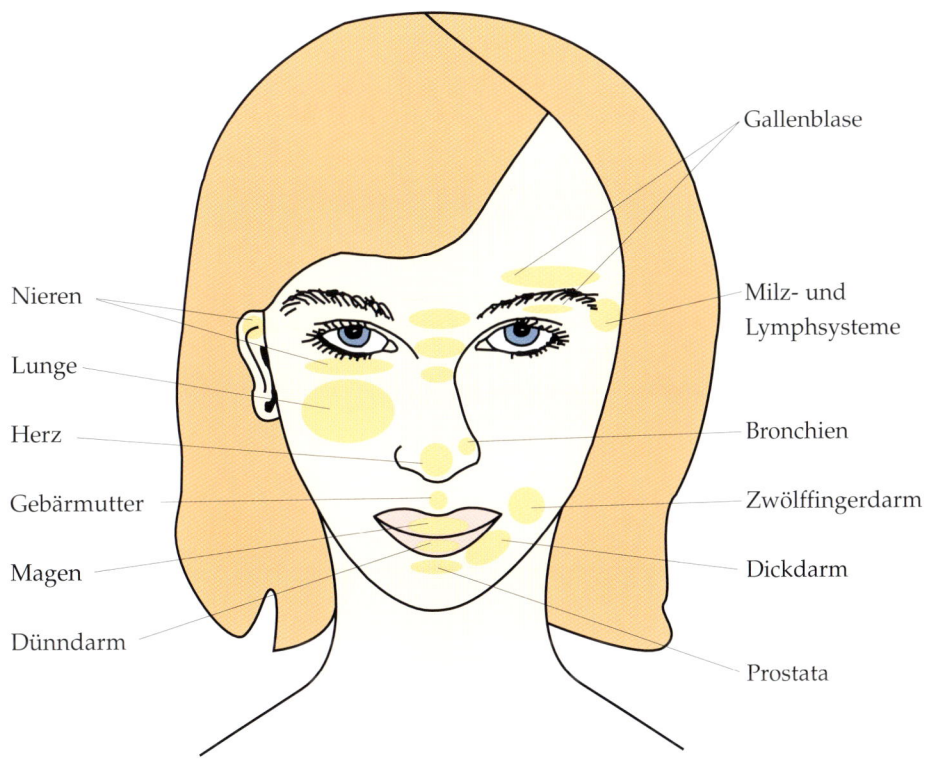

Gallenblase

Milz- und
Lymphsysteme

Nieren

Lunge

Herz

Bronchien

Gebärmutter

Zwölffingerdarm

Magen

Dickdarm

Dünndarm

Prostata

Akupressurpunkte im Gesicht

Übung 3: Massage der Nasenreflexzonen

Jeder weiß, dass Wohlgerüche auch die Seele berühren. In Ihrer Nase sitzen die Sinneszellen, die Ihnen helfen Düfte und Aromen wahrzunehmen. Bei Wohlgerüchen schnuppern Sie gerne. Riecht etwas unangenehm, so rümpfen Sie die Nase, halten Sie sich zu oder atmen vielleicht durch den Mund, was aber ungesund ist.

Diese natürlichen Reaktionen verstärken Ihre Riechfähigkeit und regen die inneren Organe zur effektiveren Arbeit an. Um noch besser durch die Nase atmen zu können, verwöhnen Sie Ihre Nase nun ein bisschen.

▸ Setzen oder legen Sie sich bequem hin.

▸ Betasten Sie mit den Fingerspitzen sanft Ihre Nase.

▸ Zupfen und ziehen Sie an der Nasenspitze – aber ganz liebevoll.

▸ Ziehen Sie mit dem Daumen und dem Zeigefinger vorsichtig die Nasenflügel nach unten, mehrmals abwechselnd rechts und links.

▸ Klopfen Sie leicht mit zwei Fingern auf Ihre Nase. Beginnen Sie an der Nasenspitze, wandern Sie dann den Nasenrücken entlang nach oben bis zur Nasenwurzel.

▸ Massieren sie nun die Nase in kleinen kreisenden Bewegungen und verschieben Sie dabei zart die Haut, an der Nasenspitze beginnend.

▸ Versuchen Sie nun, die Nasenflügel zu bewegen, machen Sie sie weit und eng. Nehmen Sie eventuell die Finger zu Hilfe. Spüren Sie den Unterschied, wenn Sie durch die enge Nase und danach durch die weite Nase ein- und ausatmen?

▸ Rümpfen Sie die Nase ... und zwar kräftig. Ziehen Sie dabei den Atem stoßweise ein.

▶ Klopfen Sie mit den Fingern ganz leicht trommelnd den oberen Teil der Wangen ab.

▶ Streichen Sie einmal kräftig mit dem Mittelfinger von der Nasenspitze über den Nasenrücken hinauf bis zur Stirnmitte.

Ihre Nase ist jetzt besser durchblutet und empfindsamer. Atmen Sie zum Schluss ruhig ein ... und wieder aus ... und spüren Sie, wie der kühle Atemstrom befreiend durch Nase, Rachen, Luftröhre und Bronchien in die Lungen strömt.

Ein entspanntes Gesicht

Um richtig atmen zu können ist es gut, sich zu entspannen. Und Entspannung beginnt stets im Gesicht. Erst wenn Ihre Gesichtsmuskulatur entspannt ist, atmen Sie frei. Wenn Sie frei atmen, breitet sich die Entspannung wohltuend im ganzen Körper aus.

Manchmal allerdings beißen Sie Ihre Zähne zusammen, die Lippen sind fest aufeinander gepresst und zu allem Überfluss ist die Zunge auch noch an den Gaumen gedrückt. Das behindert Ihren feinen Atemstrom und den Speichelfluss. In den meisten Fällen ist uns dies nicht bewusst. Wenn Sie sich allerdings intensiver mit Ihrem Atem beschäftigen und ihn beobachten, werden Sie solche Verspannungen spüren und erleben, wie unangenehm sie tatsächlich sind. Oder knirschen Sie sogar des Nachts mit den Zähnen? Sie können sich sicher vorstellen, dass diese verkrampften Haltungen das Gesicht völlig verspannen, Sie sehen buchstäblich »verbissen« aus. Dabei ist eine solch mühsame Gesichtshaltung Ausdruck von Hartnäckigkeit, Zähigkeit, Wut, Grimm und unterdrücktem Zorn. Oder von Angst!

Probieren Sie es einmal aus: Beißen Sie Ihre Zähne zusammen, drücken Sie die Zunge an den Gaumen und pressen Sie die Lippen fest zusammen. Wie fühlt sich Ihr Gesicht an? Wie atmen Sie?

Wenn Sie lernen, die Zahnreihen zu trennen und beide Lippen locker aufeinander zu legen, dann beugen Sie Verspannungen im Gesichts- und vor allem im Kieferbereich vor. Öffnen Sie Ihre

Lippen ein wenig, so kann Ihr Mund sich noch mehr entspannen. Auch die Zunge möchte beachtet werden. Sie können sie einfach locker im sogenannten »Mundboden« ablegen. Dort eingebettet liegt die Zunge optimal und der Speichel kann frei fließen, Ihr Mund ist also angenehm feucht. Lippen und Kiefer sind entspannt und auch der Atem fließt frei. Außerdem kommt so der Speichelfluss, der wichtig für die Verdauung ist, in Gang.

Probieren Sie diese Haltung gleich einmal aus: Trennen Sie die Zahnreihen, legen Sie die Lippen locker aufeinander, öffnen Sie den Mund ein wenig, die Zunge können Sie im unteren Mundboden ablegen.

Können Sie den Unterschied wahrnehmen? Spüren Sie, wie gut es sich anfühlt, und lächeln Sie einmal in sich hinein! Es wäre doch gelacht, wenn sich die Verspannungen auf diese Art nicht einfach auflösen würden! Oder haben Sie das Gefühl sich im Leben immer wieder durchbeißen zu müssen? Auch in diesem Fall hilft *Entspannung*.

Übung 4: Die Gesichtsmuskeln entspannen

▸ Legen Sie sich nun entspannt auf den Boden bzw. auf Ihre Unterlage. Überall im Körper, wo Sie Anspannung spüren, lassen Sie Ihren Atem hinfließen. Versuchen Sie, so gut es geht, sich zu entspannen.

▸ Stellen Sie sich mit geschlossenen Augen vor, dass Sie eine angenehme Gesichtspackung aufgetragen haben. Wenn Sie ausatmen, schicken Sie den Atem durch Ihr Gesicht hindurch ... als würden Sie durch die Gesichtspackung ausatmen. Beim Ausatmen durchdringen und beleben Sie von innen her Ihre Gesichtszüge. Beginnen Sie das Gesicht im Einzelnen zu »durchspüren« ... von innen nach außen, immer beim Ausatmen.

▸ Lassen Sie Ihre Stirn ganz glatt werden. Danach runzeln Sie die Stirn und ziehen die Augenbrauen erst zusammen, dann wieder auseinander. Denken Sie auch besonders an die Falte, die Sie vielleicht über der Nasenwurzel haben, auch diese darf sich einfach glätten. Die Augen halten Sie geschlossen und fühlen, wie die Lider die Augen federleicht bedecken und schützen. Atmen Sie in Gedanken durch Ihre Augen hindurch aus und nehmen Sie den Atem dankbar an, der Ihren Augen zugute kommt.

▶ Dann lösen Sie den Unterkiefer, schieben das Kinn nach vorn und zurück ... bewegen den Kiefer nach links und nach rechts, hin und her ... Atmen Sie dabei durch die Nase ein und durch den Mund aus.

▶ Zuletzt schmunzeln, lächeln und genießen Sie. Erspüren Sie dabei den warmen Atem, der beim Ausatmen leicht über Ihre Lippen streicht.

▶ Wie fühlt sich Ihr Gesicht jetzt an?

▶ Nun kehren Sie wieder in das Alltagsbewusstsein zurück. Ihr Gesicht ist völlig entspannt und frisch. Recken und strecken Sie sich, atmen Sie tief ein und aus, öffnen Sie die Augen.

Natürliche Atemimpulse

Jetzt haben Sie schon einige Methoden des bewussten Atmens kennen gelernt. Denken Sie auch daran, natürlichen Impulsen zu folgen, die mit dem Atem gekoppelt sind. Diese tragen ebenfalls zu Ihrem Wohlbefinden bei, und zwar wie folgt:

• *Gähnen* sorgt für einen natürlichen Spannungsausgleich im Gehirn. Außerdem bereitet es Sie auf den Tag-und-Nacht-Rhythmus vor.

• *Seufzen* löst Emotionen und lindert Depressionen. Zudem regt es die Atmung und den Kreislauf an.

- *Lachen* vertieft die Ein- und Ausatmung, außerdem hält es Ihr Zwerchfell elastisch, es ist eine wunderbare Massage. Fröhlichkeit hält jung, lässt Sie Ihr Leben genießen.

- *Sprechen* und singen belebt die Sinne, aktiviert und fördert die Kommunikation. Außerdem hält Singen die gesamte Atemmuskulatur und das Lungengewebe elastisch.

Übung 5: Spannungen loslassen

Sind Sie seelisch überfordert, so verspannt sich Ihr Körper. Wenn Sie Spannungen loslassen, so kann auch Ihre Seele wieder aufatmen.

▶ Legen Sie sich ruhig und entspannt auf den Boden bzw. auf Ihre Unterlage, schließen Sie die Augen.

▶ Die Arme liegen neben dem Körper, die Hände sind geöffnet, die Beine liegen etwas auseinander, die Fußspitzen fallen nach außen (die Fersen berühren sich nicht). Ganz gelöst vertrauen Sie sich dem Boden an. Ihr Atem geht ruhig und gleichmäßig ... ein ... und aus. Sie lassen Ihre Muskeln los und Ihre Gedanken einfach kommen und gehen.

▶ Beim nächsten Ausatmen lassen Sie die Luft ganz leise stöhnend und seufzend entweichen.

▶ Beobachten Sie, in welchem Teil Ihres Körpers sich die Anspannung löst.

▶ Atmen Sie wieder ein ... und stöhnen und seufzen Sie beim nächsten Ausatmen, jetzt etwas lauter. Nehmen Sie dabei Ihre Bedenken wahr, die Sie vielleicht noch daran hindern wollen, sich ganz und gar gehen zu lassen.

▶ Und nun ... ein letztes Mal einatmen ... ausatmen ... aus tiefster Seele stöhnen und seufzen. Es gelingt Ihnen immer besser und Sie merken, wie gut sich das anfühlt ... Gelassenheit breitet sich aus.

▶ Jetzt ruhen Sie sich aus und genießen Ihre Entspannung!

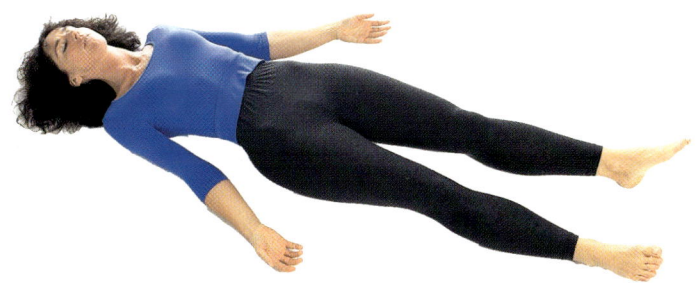

▶ Kommen Sie dann langsam ins Tagesbewusstsein zurück, ballen Sie die Hände zu Fäusten, recken und strecken Sie sich. Atmen Sie tief ein ... und aus ... und öffnen Sie die Augen.

▶ Wie fühlen Sie sich?

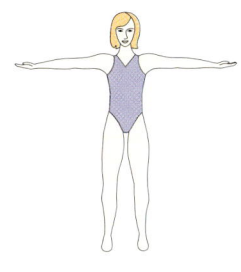
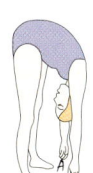
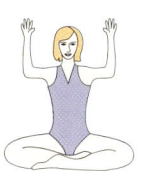

Übungsteil 2:

Der Rhythmus des Lebens

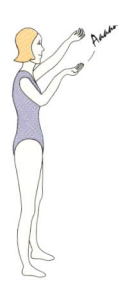
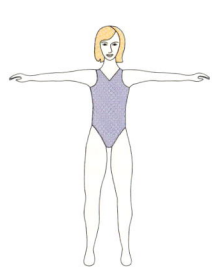
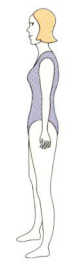

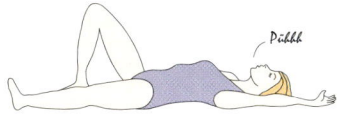
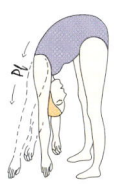

Das ganze Leben pulsiert, es gibt Abläufe, die sich fortwährend wiederholen: die Gezeiten, Tag und Nacht, die Jahreszeiten ... Auch unser Körper mit seinem Herzschlag, der Pulstätigkeit, der Darmperistaltik, der Zellregeneration ist solchen natürlichen Rhythmen unterworfen. Unser Atem unterliegt einem solchen Rhythmus – er sollte *langsam*, *leise*, *gleichmäßig*, *tief*, *leicht* und *ruhig* sein. Langsamer Atem bedeutet ein langes Leben!

Geraten wir jedoch gehetzt im Stress des Alltags außer Atem, dann bringen wir uns und unseren Körper aus dem Gleichgewicht und damit in Unordnung. Diese Unordnung verstärkt unsere Unruhe, wir sind unausgeglichen, werden vielleicht sogar krank. Gönnen wir uns unseren eigenen natürlichen Rhythmus, unser persönliches Lebenstempo, erleben wir, dass sich unser Körper regeneriert und Heilung geschieht. Das Sich-Einlassen auf die eigene naturgegebene Ordnung gibt unserem Körper die nötige Ruhe, die innere Gelassenheit und Sicherheit, die er braucht.

Gerade in der heutigen schnelllebigen Zeit ist es besonders wichtig für Ausgleich zu sorgen, ja, er kann sogar lebensnotwendig sein, um gesund und fit zu bleiben oder es wieder zu werden. Wollen Sie das Gleichgewicht von Körper, Geist und Seele fördern, so ist es hilfreich, sich bei vorwiegend körperlicher Tätigkeit im seelisch-geistigen Bereich einen Ausgleich zu verschaffen, bei vorwiegend geistigem Wirken einen seelisch-körperlichen und bei großer seelischer Beanspruchung einen körperlich-geistigen. Auf folgende Weise können Sie sich in einer *akuten* Stresssituation kurzfristig Erleichterung verschaffen:

- *Äußere Ablenkungen* sind durchaus legitim und können sehr wohltuend sein, will man belastende Gedanken für den Moment loswerden. Dabei geht es darum, sich ganz bewusst kurzfristig eine Erleichterung zu verschaffen.

  Äußere Ablenkung finden Sie etwa, wenn Sie Freunde besuchen, basteln, Musik hören, ins Kino gehen oder körperlich aktiv werden, zum Beispiel schwimmen gehen, Rad fahren, spazieren gehen.

- *Innere Ablenkung* unterbricht ganz bewusst belastende Gedanken und ersetzt sie durch schöne Vorstellungsbilder: Erinnern Sie sich zum Beispiel an das Meer ... können Sie es sehen? Hören Sie die Wellen rauschen und die Seevögel rufen? Wie riecht das Meer? ... Oder rufen Sie sich eine Sommerwiese vor Augen – bei Sonnenschein: Was genau können Sie sehen? Welche Geräusche hören Sie und welche Gerüche nehmen Sie wahr? Wählen Sie den Ort, an dem Sie am besten entspannen können.

Natürlich ist es heilsamer das eigene Lebenstempo wieder zu finden, damit Sie nicht ganz außer Atem geraten!

Lebenselixier »Luft«

Wenn Sie mit den Übungen ein bestimmtes Ziel erreichen wollen, sollten Sie diese regelmäßig zu festen Zeiten durchführen, zum Beispiel morgens und abends. So kann Ihr Atem für Sie zu einem lebendigen, täglichen Lebenselixier werden.

Haben Sie erst einmal ein festes Übungsprogramm in Ihren Tagesablauf integriert, werden Sie sich so sehr daran gewöhnen, dass Sie gar nicht mehr darauf verzichten möchten. Jeden Tag werden Sie nicht nur essen, trinken und schlafen, sondern auch bewusst atmen. Genüssliches Essen und erfrischendes Trinken und ein tiefer Schlaf stärken uns – beim bewussten Atmen aber nehmen wir neue Lebensenergie auf! Auf Essen können wir etwa dreißig Tage lang verzichten, auf Trinken etwa zwei bis drei Tage. Doch ohne Luft kommen wir nur ganz wenige Minuten aus! Für Essen und Trinken müssen wir bezahlen – Luft ist für jedermann eine lebendige Medizin, kostenfrei dürfen wir sie genießen, so viel wir wollen. Es ist wundervoll, dass es ein Elixier gibt, das jedem gut tut und allen kostenlos und zu jeder Zeit in überreichem Maße zur Verfügung steht. Ein wahres Geschenk.

Seien Sie am Anfang nicht zu kritisch mit sich selbst. Erwarten Sie nicht zu viel und haben Sie Geduld mit sich! Bedenken Sie, dass Sie in einem Lernprozess stecken, der eine bestimmte Zeit braucht.

Übung 6: Die Gedanken beruhigen

Ihre geistigen Aktivitäten, Ihre Gedanken, sind an den Atem gekoppelt. Halten Sie Ihren Atem an, so werden Sie bemerken, dass Sie nach einiger Zeit nicht mehr denken können. Bei übermäßig schneller Atmung rasen die Gedanken hingegen durch Ihren Kopf: Sie haben keinen klaren Kopf mehr.

Atmen Sie ruhig und gleichmäßig und tun Sie das bewusst, so werden sich Ihre Gedanken automatisch beruhigen und ordnen.

▸ Setzen Sie sich entspannt auf einen Stuhl oder einen Sessel.

▸ Durch die Nase einatmen … durch den Mund langsam und konzentriert ausatmen. Die Lippen formen wie von selbst einen lockeren Schmollmund.

▸ Sagen Sie dabei in Gedanken langsam das Wort »Ruhe«.

▸ Atmen Sie in Ihrem eigenen Rhythmus – schnell oder langsam, so wie es für Sie am wohltuendsten ist.

▸ Wiederholen Sie die Übung, sooft sie Ihnen gut tut.

Diese einfache Übung sensibilisiert und beruhigt den Atemrhythmus, dabei entspannt sich der ganze Körper. Diese kurze Entspannungsübung verbessert außerdem die Konzentrationsfähigkeit.

Nützliche Tipps

Hier finden Sie einige nützliche Tipps, die Ihre Atemübungen zum Erfolg führen werden:

- Üben Sie mit viel Ruhe und Zeit.

- Üben Sie lieber 10 Minuten regelmäßig jeden Tag als 30 Minuten hin und wieder.

- Üben Sie nach Möglichkeit mit leerem Magen.

- Üben Sie möglichst in der Stille – ohne störenden Lärm.

- Suchen Sie sich für den Anfang ein bis drei Übungen aus. Wenn Sie diese gut beherrschen, wenden Sie sich anderen zu oder nehmen weitere Übungen zusätzlich in Ihr Programm auf.

- Gönnen Sie sich Ruhepausen nach jeder einzelnen Übung. In der Ruhepause atmen Sie in Ihrem eigenen Rhythmus. Überanstrengen Sie sich nicht!

- Lauschen Sie Ihrem Atem, beobachten Sie ihn und empfinden sie die Atembewegungen nach.

- Lassen Sie Ihrem Atem freien Lauf, erzwingen Sie nichts! Experimentieren Sie mit Ihrem Atem nicht herum, halten Sie sich an den vorgegebenen Übungsablauf.

- Sind in den Übungen Atem und Bewegung miteinander verbunden, so folgen Ihre Bewegungen dem Atem.

- Nehmen Sie Übungen, die Ihnen besonders gut tun, in Ihr tägliches Programm auf.

- Der Erfolg wird sich einstellen – wenn Sie nur regelmäßig üben!

Die Grundstellung

Bei allen Übungen im Stehen gilt:

- Die Füße stehen hüftbreit auseinander, fest auf dem Boden verankert.

- Die Knie sind »aktiv«, das heißt nicht nach hinten durchgedrückt, sondern etwas eingeknickt.

- Die Wirbelsäule ist aufrecht.

- Der Blick ist geradeaus gerichtet.

- Die Schultern sind locker. Ziehen Sie sie noch einmal leicht nach hinten und lassen Sie sie einfach hängen. Die Arme hängen seitlich herab, die Hände sind geöffnet.

- Entspannen Sie sich, so gut Sie können.

- Atmen Sie stets durch die Nase ein und durch den Schmollmund (die Lippen sind locker aufeinander gelegt) aus – langsam, tief, ruhig und gleichmäßig, den eigenen Rhythmus beachtend.

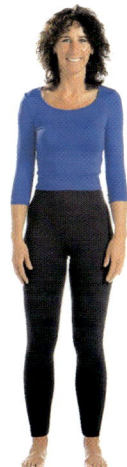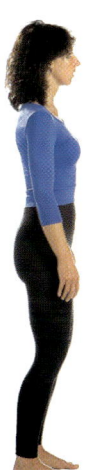

- Bei allen Übungen ist es besonders wichtig den Nacken zu entspannen und zu lösen: Im verlängerten Rückenmark, der *Medulla oblongata*, hat das Atemzentrum (neben anderen wichtigen Zentren) seinen Sitz. Außerdem sollten Sie Ihre Schultern leicht nach hinten ziehen, so ist Ihr Brustkorb breit, offen und frei. Lassen Sie sie einfach hängen, damit sich die feinen Impulse Ihrer Atemenergie ungehindert ausbreiten können.

Übung 7: Den Körper vitalisieren

Vitalisieren bedeutet hier »mit Energie erfüllen«, das wird über das Atmen geschehen.

Bei der folgenden Übung lenken Sie Ihren Atem bewusst: Zuerst atmen Sie vollständig aus – es entsteht ein Sog. Anschließend strömt der Atem von selbst tief ein, denn die Lunge saugt die Luft nun passiv in sich hinein.

Diese Atemübung regt die Selbstheilungskräfte des Körpers an.

▸ Üben Sie im Stehen, Sitzen oder Liegen.

▸ Sagen Sie sich im Stillen
  beim Ausatmen: »Ich stelle mich innerlich auf die Übung ein«
  beim Einatmen: »Ich lasse alles Neue herein«
  beim Atemanhalten: »Der Austausch beginnt«
  beim langsamen und vollständigen Ausatmen: »Ich lasse alles Alte gehen«.

▸ Wiederholen Sie diese Übung, sooft sie Ihnen gut tut.

Übung 8: Die Vitalität steigern I

Durch die Übung wird die Brustmuskulatur gelockert, so können Sie anschließend Ihre Atemkapazität besser nutzen. Des Weiteren wird die gesamte an der Atmung beteiligte Muskulatur aktiviert, besonders aber das Zwerchfell, dadurch können Sie mehr Luft und somit Sauerstoff aufnehmen – die Entschlackung beginnt.

Da dem ganzen Körper, also auch dem Kopf, der das gar nicht gewöhnt ist, eine größere Menge an Sauerstoff zugeführt wird, sollten Sie diese Übung nur drei Mal durchführen. Ansonsten besteht Schwindelgefahr!

▶ Nehmen Sie die Grundstellung ein. Zur Vorbereitung auf die Übung spüren Sie genau zum Boden unter Ihren Füßen hin. Wiegen Sie sich hin und her, nach vorn und zurück – als würden Sie von einem Windhauch bewegt.

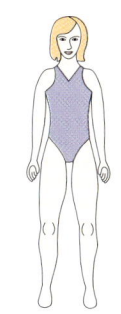

▶ Heben Sie beide Fußsohlen gleichzeitig von der Ferse her, so dass Sie auf den Zehen stehen. Tun Sie das langsam und gleichmäßig. Dann kommen die Füße langsam und gleichmäßig wieder zum Boden.

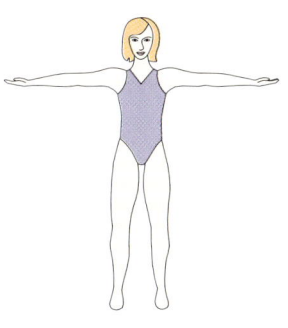

▶ Stehen – ruhen – spüren.

▶ Nehmen Sie wieder die Grundstellung ein. Entspannen Sie sich ganz bewusst, lassen Sie Ihre Muskeln los.

▶ Dann beginnen Sie, während der Atem in Sie hineinfließt, die Arme seitlich bis in Schulterhöhe zu heben, die Handflächen zeigen nach oben. Atem anhalten, in Gedanken bis drei zählen. Jetzt drehen Sie erst einmal die Handflächen nach unten und führen danach mit dem Ausatmen die Arme wieder nach unten.

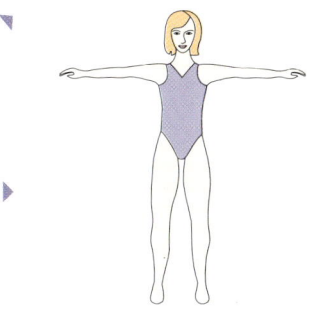

- Stehen – ruhen – spüren.

- Wiederholen Sie diese Übung 3-mal.

Übung 9: Die Vitalität steigern II

- Nehmen Sie die Grundstellung ein.

- Beim Einatmen langsam auf die Zehenspitzen gehen, sich strecken ... Atem anhalten ... und beim Ausatmen mit den Fußsohlen wieder zur Erde zurück.

- Spüren Sie in Ihre Beine und Füße hinein – wie warm und schwer sie geworden sind. Sie haben jetzt eine gute Bodenhaftung, sind geerdet.

- Wiederholen Sie diese Übung 3-mal.

Übung 10: Dampf ablassen mit »Pf«

Mit dieser Übung reinigen Sie Ihre Atemwege. Durch das Ausstoßen des Lautes »Pf« wird diese Wirkung noch verstärkt. Außerdem wird die Atemmuskulatur aktiviert und die Elastizität der Lunge gesteigert.

- Machen Sie diese Übung im Stehen. Nehmen Sie die Grundstellung ein.

- Atmen Sie »normal« ein.

▶ Während Sie sich langsam nach vorn hinunterbeugen, atmen Sie die ganze Atemluft vollständig und mit Genuss aus. Dabei beginnen sich die Beine von selbst zu strecken. Die Arme hängen locker nach unten.

▶ Danach kommen Sie wieder behutsam – Wirbel für Wirbel – nach oben und atmen dabei langsam ein.

▶ Halten Sie den Atem an. Dann lassen Sie Ihren Oberkörper spontan nach vorn herunterfallen. Dabei stoßen Sie klar und deutlich den Laut »Pf« aus und schütteln beide Arme und Schultern kräftig aus.

▶ Nun atmen Sie langsam ein, dabei richten Sie die Wirbelsäule wieder behutsam auf ... Wirbel für Wirbel.

▶ Im Stehen ruhen – atmen – spüren.

▶ Wiederholen Sie diese Übung 2-mal.

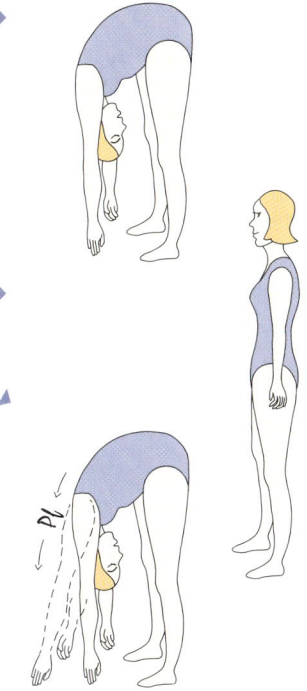

Die Vokalatmung

Geistliche und Priester der westlichen und östlichen Welt wissen seit Jahrtausenden um die heilende Wirkung von Schwingungen, die entstehen, wenn sie Vokale und silbenbildende Laute ertönen lassen. Durch dieses Intonieren (Anstimmen) einzelner Vokale oder ganz kurzer Silben werden Bewusstsein und seelisches Empfinden in Einheit gebracht und harmonisiert. Die Klarheit eines Lautes, den wir bewusst verinnerlichen, bringt uns in

Resonanz mit natürlichen, aufbauenden Kräften, etwa mit der Urschwingung des Kosmos, die durch den heiligen Laut »OM« repräsentiert wird.

Beim Vokalatmen entstehen Schwingungen, deren feinste Impulse sich durch den ganzen Körper fortsetzen und damit insgesamt zum Energieaufbau beitragen. Wenn Sie verstimmt sind, helfen die Übungen innere Harmonie zu finden. Die spirituelle Reihenfolge der Vokale ist I, E, O, U, A. Je nachdem, welchen Laut Sie intonieren – I, E, O, U oder A –, werden verschiedene Körperbereiche angesprochen und vitalisiert:

- »I« vitalisiert den gesamten Kopfbereich.

- »E« vitalisiert den Hals und die Ohren.

- »O« vitalisiert die Lungen und die Herzgegend.

- »U« vitalisiert Magen und Unterleibsorgane.

- »A« vitalisiert den Brustbereich und das gesamte Atmungssystem. Die in der Brust liegenden Organe werden aktiviert. »A« wirkt harmonisierend auf diese Organe, hält die Atemmuskulatur elastisch und reinigt die Atemwege.

Die folgenden Übungen werden im Stehen durchgeführt. Halten Sie dabei die vorgegebene Körperhaltung unbedingt ein (siehe Seite 51). Es ist günstig jeden Vokal einzeln zu üben und das bewusst und klar zu tun.

Übung 11: »I« intonieren

▸ Nehmen Sie die Grundstellung ein.

▸ Atmen Sie »normal« ein und lassen Sie beim Ausatmen den Oberkörper langsam nach vorn hinuntersinken.

▶ Richten Sie sich nun wieder Wirbel für Wirbel auf und lassen Sie dabei den Atem langsam einströmen. Die Augen schauen geradeaus.

▶ Wenn Sie ganz aufrecht stehen, lassen Sie beim Ausatmen den Vokal erklingen: »Iiiiii...« – klar und deutlich. Finden Sie Ihre individuelle Tonlage. Sie ist richtig, wenn es hinter den Ohren leicht zu vibrieren beginnt, das heißt, wenn Sie dort die Resonanz spüren. Intonieren Sie »I«, solange der Atem reicht.

▶ Danach atmen Sie 2- bis 3-mal in Ihrem Rhythmus weiter.

▶ Wiederholen Sie diese Übung 2-mal.

Diese Übung ist besonders zur Vorbeugung bei Migräne geeignet. Sie stärkt außerdem die Konzentrationsfähigkeit, löst Spannungen auf und wirkt harmonisierend im Gehirn.

Achtung! Während eines akuten Migräneanfalls sollten Sie diese Übung allerdings nicht durchführen, denn das könnte die Beschwerden sogar leicht verstärken.

Übung 12: »E«, »O«, »U« oder »A« intonieren

Hier werden natürlich jeweils andere Körperregionen angesprochen; die entsprechenden Bereiche werden vitalisiert und Spannungen aufgelöst.

• Finden Sie stets die für Sie richtige Tonlage heraus. Sie ist richtig, wenn es im jeweiligen Körperbereich beginnt zu vibrieren.

• Gehen Sie Schritt für Schritt vor, wie in Übung 11 beschrieben.

• Intonieren Sie jeweils nur einen Vokal und geben Sie sich zwischen den verschiedenen Übungen Zeit, der Wirkung nachzuspüren.

Übung 13: »Im«, »Em«, »Om«, »Um« oder »Am« intonieren

Die Wirkung, die Sie durch das Vokalatmen erzielen, können Sie verstärken, indem Sie jeden Vokal mit einem »M« ausklingen lassen. Die starke Schwingung des »M« wirkt harmonisierend, löst Spannungen auf, beruhigt oder aktiviert das Nervensystem.

▶ Gehen Sie wieder so vor, wie in Übung 11 beschrieben, lassen Sie dabei »Immmmm...« klar und deutlich erklingen, solange der Atem reicht (bzw. »Emmmmm...«, »Ommmmm...«, »Ummmmm...« oder »Ammmmm...«).

▶ Richten Sie sich wieder auf und ruhen Sie im Stehen. Atmen Sie in Ihrem eigenen Rhythmus und spüren Sie der Übung nach.

▶ Wiederholen Sie diese Übung 2-mal.

Übung 14: »A« intonieren mit Klopfen

Wenn Sie mit dem Vokal »A« arbeiten, können Sie die Wirkung verstärken, indem Sie mit der linken und der rechten Faust abwechselnd rhythmisch auf Ihr Brustbein klopfen. So wird die Schwingung unterstützt und Ablagerungen können sich lösen. Die Muskulatur des Brustkorbs wird gelockert und die Durchblutung angeregt.

▶ Nehmen Sie die Grundstellung ein.

▶ Atmen Sie normal ein und aus. Beim ▶ nächsten Ausatmen beugen Sie den Körper nach vorn hinunter. Die Arme lassen Sie herabhängen. Die Hände sind geöffnet, die Beine gestreckt.

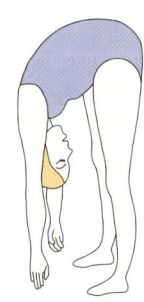

▶ Mit dem Einatmen richten Sie den Körper wieder auf, die Beine bleiben gestreckt, die Hände werden zu Fäusten geballt. Wenn Sie ganz aufrecht stehen, intonieren Sie beim Ausatmen klar und deutlich »Aaaaaa...«, solange der Atem reicht, und klopfen dabei rhythmisch auf das Brustbein.

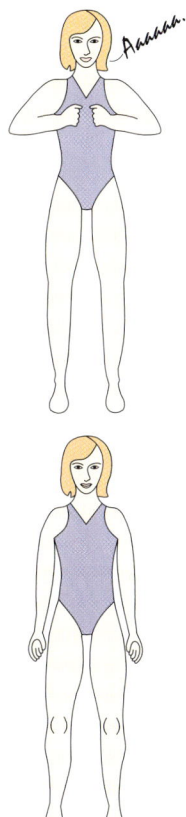

▶ Nun lassen Sie die Arme wieder sinken und atmen langsam und ruhig in Ihrem Rhythmus weiter.

▶ Wiederholen Sie die Übung 2-mal.

Diese Übung aktiviert die Thymusdrüse und damit das Immunsystem. Sie entspannt den Brustkorb mit seinen Muskeln und Organen, fördert dort die Durchblutung und regt zur Entschlackung an.

Übung 15: Für Autofahrer, »Computer-Freaks« und »Bürohengste«

Diese Übung macht Sie wieder fit, wenn Sie stundenlang am Schreibtisch oder am Computer gesessen haben oder wenn Sie sich auf langen Autofahrten eine Pause gönnen.

Sie sollte jedoch nicht öfter als 3-mal durchgeführt werden. Das könnte nämlich zu Schwindel führen, da der Kopfbereich durch die Übung besonders viel Sauerstoff bekommt.

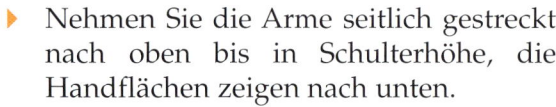

▸ Die Übung wird im Stehen durchgeführt.

▸ Nehmen Sie die Arme seitlich gestreckt nach oben bis in Schulterhöhe, die Handflächen zeigen nach unten.

▸ Nun atmen Sie langsam ein und lassen dabei die Arme ganz nach oben gehen, bis sich die Handrücken über dem Kopf berühren.

▸ Halten Sie den Atem an. Drehen Sie die Hände herum, so dass sich die Handflächen berühren, und falten Sie die Hände. Dann wenden Sie die gefalteten Hände nach oben – Handflächen zeigen jetzt zur Decke.

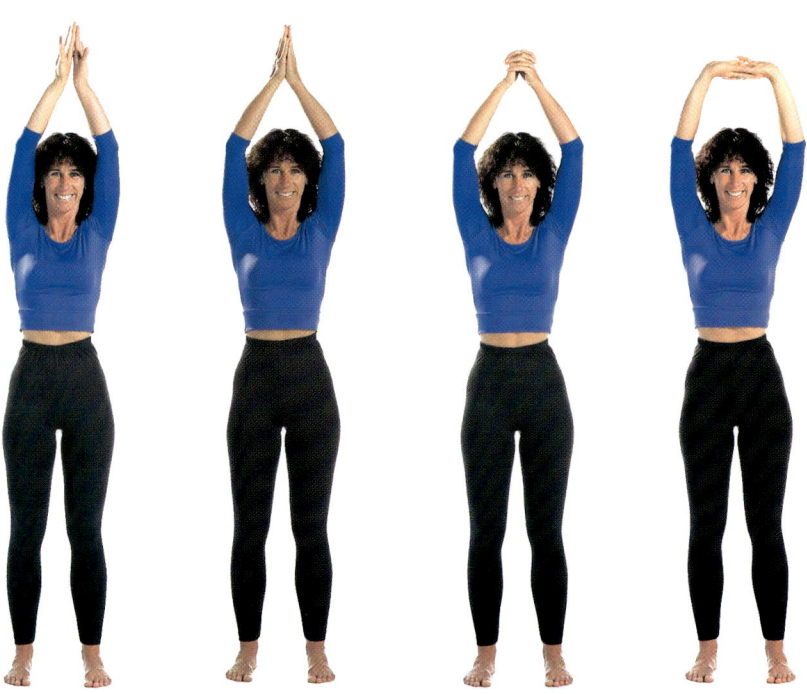

▶ Dann lösen Sie die Hände wieder voneinander und ballen jede Hand zu einer Faust. Die Daumen zeigen zueinander und berühren sich leicht. ▶

▶ Atmen Sie aus, lassen Sie dabei die Arme angewinkelt bis auf Schulterhöhe sinken, Oberarme und Schultern bilden eine Linie.

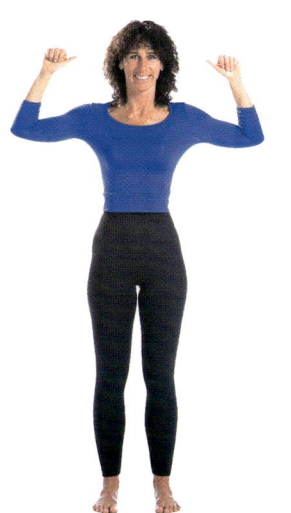

▶ Dann stoßen Sie die Arme mit einem kräftigem Schwung zur Seite und öffnen dabei die Hände.

▶ Zum Schluss lassen Sie die Arme entspannt sinken, ruhen im Stehen und atmen in Ihrem eigenen Rhythmus. Spüren Sie, wie sich Ihr Körper anfühlt … was hat sich verändert?

▶ Wiederholen Sie diese Übung 2-mal.

Diese Übung weckt Ihre Lebensgeister und verbessert die Vitalität, sie sorgt für einen klaren Kopf und ist überaus energetisierend.

Übung 16: Natürliche Bauchatmung

Im Folgenden wird Ihnen die wichtigste Atemübung vorgestellt. Bei dieser Form der Bauchatmung werden die inneren Organe sanft massiert und somit angeregt, wodurch erfreulicherweise auch die Darmtätigkeit reguliert wird. Diese Übung kräftigt und stärkt die Muskulatur der Bauchdecke, was dem weit verbreiteten Hohlkreuz vorgebeugt. Es entsteht außerdem ein leichter Unterdruck in den Venen der Beckengegend, der Venenstauungen entgegenwirkt und das Herz bei seiner Arbeit entlastet.

▶ Diese Übung wird im Liegen durchgeführt (siehe Seite 42).

▶ Legen Sie die Hände auf den Unterbauch. Die Daumen zeigen zueinander und berühren sich auf dem Nabel, die anderen Finger liegen unter dem Nabel, die Spitzen der Zeigefinger berühren sich. So formen Daumen und Zeigefinger ein Dreieck. Die kleinen Finger liegen in der Leistenbeuge.

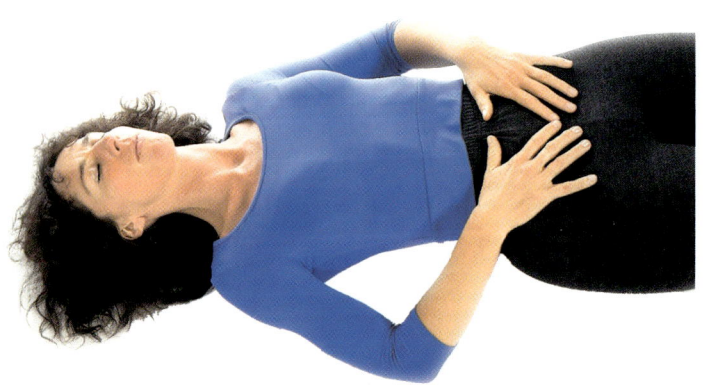

▶ Atmen Sie aus und ziehen Sie dabei den Bauch ein in Richtung Kreuzbein bzw. Boden. Spüren Sie in den Bereich unter Ihren Händen hinein. Fühlen Sie, wie sich Ihre Bauchmuskeln bei dieser Übung anspannen.

▶ Lassen Sie beim Einatmen die Spannung, die durch das Ausatmen entstanden ist, wieder los. Lassen Sie Ihren Bauch wieder los.

Achtung! Geben Sie Acht, dass Sie den Bauch nicht nach außen drücken oder gar herauspressen. In diesem Fall würde sich Ihr Rücken mitbewegen und das soll nicht sein. Entlassen Sie die Spannung einfach, die durch das Einziehen des Bauches beim Ausatmen entstanden ist. Die natürliche Atembewegung sorgt von selbst dafür, dass Ihr Bauch wieder die richtige Position findet.

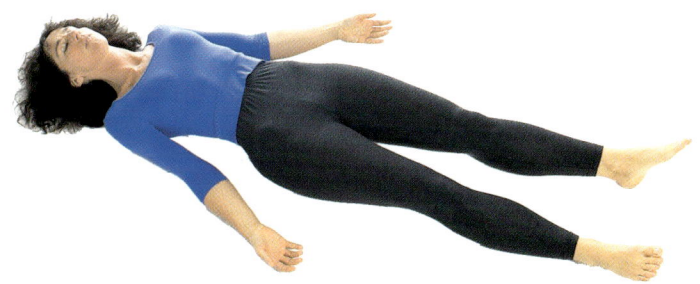

▶ Zum Abschluss atmen Sie in Ihrem eigenen Rhythmus und ruhen sich aus, spüren dabei in sich hinein: Nehmen Sie wahr, wie sich Ihr Bauch beim Einatmen nach außen wölbt ... bis in die Seiten hinein ... und beim Ausatmen wieder senkt.

▶ Wiederholen Sie die Übung 2-mal.

Diese Übung sollten Sie in jedem Fall beherrschen, denn sie ist das A und O für eine natürliche, gesunde, tiefe Atmung.

Übung 17: Vertiefte Bauchatmung

Bei der vertieften Bauchatmung dehnen und strecken Sie Ihre Lendenwirbelsäule. So massieren Sie Ihre Beckenbodenmuskulatur und der Unterbauch wird vermehrt mit Energie versorgt. Dies mag sich als angenehmes Wärmegefühl bemerkbar machen. Zudem werden Muskeln und Gewebe gekräftigt.

▸ Beginnen Sie im Liegen, wie in Übung 16 beschrieben.

▸ Atmen Sie aus und ziehen Sie den Bauch kräftig ein. Dabei haben Sie das Gefühl, Sie würden ihn bis innen an die Wirbelsäule ziehen.

▸ Bleiben Sie mit Ihrer ganzen Aufmerksamkeit zunächst dort innen an der Wirbelsäule. Dann atmen Sie tief ein und stellen sich vor, wie Ihr Atem innen an der Wirbelsäule nach unten bis zum Steißbein und zum Beckenboden fließt. Sie bemerken, wie sich Ihr Bauch dabei ganz von selbst entspannt.

▸ Ruhen Sie nun entspannt aus.

▸ Wiederholen Sie den Übungsablauf noch 2-mal.

Sie werden feststellen, dass die Atemräume im oberen Körperbereich lockerer werden, je tiefer Sie in Gedanken nach unten zum Beckenboden hin einatmen. Die Lungen dehnen durch den einströmenden Atem den gesamten Brustkorb langsam und wohltuend aus und füllen sich wie von selbst mit Luft.

▸ Steigern Sie die Wirkung der Übung, indem Sie beim Einatmen After- und Beckenbodenmuskulatur anspannen, als würden Sie beides nach oben ziehen wollen. Beim Ausatmen lassen Sie wieder los.

▸ Ruhen Sie sich ganz entspannt aus.

Das Sonnengeflecht

In dem Dreieck zwischen Rippenbogen und Bauchnabel (siehe Seite 66) liegt der Solarplexus, das Hauptnervengeflecht. Es entspringt der Wirbelsäule und strahlt wie ein geöffneter Blütenkelch trichterförmig nach vorn aus. Das Sonnengeflecht ist zuständig für die Zusammenarbeit der inneren Organe. Sicherlich kennen Sie das Gefühl, wenn sich diese Stelle Ihres Körpers bei unangenehmen Situationen, zum Beispiel Ärger, Aufregung oder Stress zusammenzieht? Kommt das häufig vor, so kann es zu Krankheiten führen: zu Problemen mit Magen und Bauchspeicheldrüse oder Schwierigkeiten mit Leber und Galle. Auch in unserer Sprache gibt es viele Redewendungen, die auf diese Problemzonen und die Beziehung dieser Organe zur Seele hinweisen: »Das schlägt mir auf den Magen«; »Da dreht sich mir der Magen um«; »Mir ist eine Laus über die Leber gelaufen«; »Da kommt mir die Galle hoch« oder »Gift und Galle sprühen«.

Dass dieses wichtige Körperzentrum nach der Sonne benannt ist, macht es einfach zu erahnen, welche Aufgabe der Solarplexus hat: Er reguliert den Wärmehaushalt im ganzen Körper, denn er beeinflusst die Stoffwechselvorgänge. Ist das Gleichgewicht in diesem System gestört, so macht sich das durch Frösteln, kalte Hände und Füße bemerkbar.

Wenn Sie die folgende Übung zur Aktivierung des Sonnengeflechtes machen, wird Ihr Körper wohlig warm werden. Führen Sie sie mit Ihrer ganzen Konzentration und Ihrer vollen Aufmerksamkeit durch, so dass Ihr Denken auch wirklich zur Ruhe kommt! Während Sie sich so auf dieses Zentrum konzentrieren und sich vorstellen, wie Sie in das Sonnengeflecht hineinatmen, wird es sich entspannen und mit Energie füllen. Wenn der Solarplexus entspannt und mit Energie gefüllt ist, kann sich das Gefühl einstellen, dass wohltuende Ströme warmer Sonnenenergie Ihren ganzen Körper durchfluten und mit Harmonie erfüllen. Jetzt nehmen Sie Ihr Sonnengeflecht wahr als das, was es ist: das Kraftwerk in Ihrem Körper.

▶ Sie liegen auf dem Rücken, Ihre Knie sind angezogen und die Fußsohlen stehen fest auf dem Boden. Lassen Sie Ihre Schultern und Ellbogen zur Erde sinken. Die Hände liegen flach auf dem Oberbauch, wobei die Daumen den unteren Rippenbogenrand berühren und zueinander zeigen. Zur Unterstützung können Sie ein Kissen unter den Oberarmen und Ellbogen verwenden, damit Sie bequem liegen. Ihre beiden Zeigefinger berühren sich. In dem Dreieck, das Daumen und Zeigefinger bilden, liegt das Zentrum Ihres Sonnengeflechts.

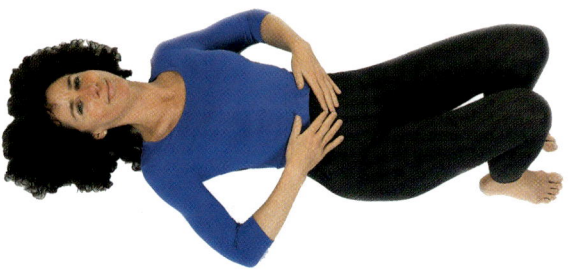

▶ Atmen Sie konzentriert, aber entspannt im eigenen Rhythmus ein ... und wieder aus. Sonst gibt es für Sie erst einmal nichts zu tun. Gönnen Sie sich diese Ruhephase, genießen Sie sie!

▶ Dann stellen Sie sich vor, wie beim Einatmen neue Lebenskraft in Sie hineinströmt ... in Ihre Mitte, in Ihr Sonnengeflecht, welches diese Lebenskraft speichern kann.

▶ Stellen Sie sich vor, wie diese Kraft von dort durch Ihren ganzen Körper fließt. Die Lebenskraft verteilt sich in Ihrem ganzen Leib wie die Wärme einer inneren Sonne.

▶ Machen Sie die Übung, solange sie Ihnen gut tut.

Wegen der entspannt aufliegenden Wirbelsäule wirkt diese Übung energieausgleichend und harmonisierend, beruhigend und krampflösend. Außerdem aktiviert sie die inneren Stoffwechselvorgänge.

Übung 19: Schnuppern I

Diese Übung vertieft Ihre Atmung, die Atemmuskulatur bleibt elastisch. Sie beruhigt, entstresst und entschlackt – wie alle Ausatemübungen.

▶ Sie liegen auf dem Rücken, Ihre Füße sind aufgestellt und die Arme sind über dem Kopf aufgelegt, Ellbogen sind angewinkelt und jeweils die Hand des einen Arms umfasst möglichst den Ellbogen des anderen Arms.

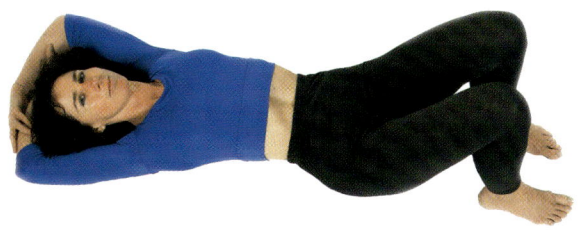

▶ Sie atmen durch die Nase ein, so als ob Sie einen angenehmen Blütenduft erschnuppern wollten – mit kleinen, vibrierenden Stößen, etwa 5- bis 6-mal.

▶ Danach halten Sie kurz den Atem an und atmen auf »Pschschschschsch...« langsam aus, solange Ihr Atem reicht.

▶ Wiederholen Sie diese Übung 3-mal.

Übung 20: Schnuppern II

Der Übungsablauf ist der gleiche wie in Übung 19. Mit dem Ausatemstrom jedoch lassen Sie die Füße langsam auf der Unterlage nach unten gleiten, bis die Beine gestreckt auf dem Boden liegen.

Ihr Unterleib wird bei dieser Übung ganz warm und die sexuelle Energie fließt wieder.

▶ Legen Sie sich bequem auf den Boden oder auf Ihre Unterlage. So Sie Anspannung fühlen, lassen Sie einfach los. Schließen Sie die Augen und überlassen Sie sich ganz diesem wunderbaren Gefühl der Entspannung. Ihr Körper ist ruhig und schwer. Der Atem kommt und geht ganz leicht im eigenen Rhythmus ... ohne Anstrengung.

▶ Stellen Sie nun den rechten Fuß auf. Den linken Arm legen Sie gestreckt nach oben neben Ihrem Kopf ab. In dieser neuen Ruhestellung lassen Sie den Atem einströmen.

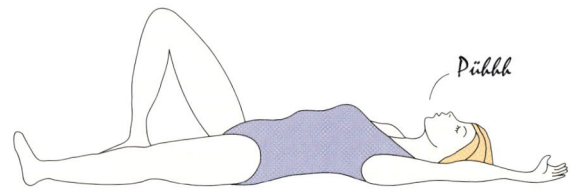

▶ Atmen Sie mit einem »Pühhh...« aus und wechseln Sie dabei gleichzeitig die Körperstellung: Legen Sie das rechte Bein und den linken Arm nach unten ab, während der linke Fuß aufge-stellt und der rechte Arm nach oben gelegt werden.

▶ Ruhen Sie sich aus, spüren sie der Übung nach und atmen Sie in Ihrem eigenen Rhythmus.

▶ Wiederholen Sie die Übung 2-mal.

Diese Bewegungen schulen die Koordinationsfähigkeit, vertiefen die Atmung und schaffen Raum für neue Lebensenergie. Außerdem wirkt die Übung entschlackend und hält Ihre Atem-muskulatur elastisch.

Übung 22: Lippenbremse I

Diese Übung ist besonders gut geeignet, Ihren Atem zu beruhigen, etwa bei Anstrengung, z. B. nach dem Treppensteigen oder Fahrradfahren. Bei Atemwegserkrankungen empfiehlt sie sich zur Vorbeugung von Anfällen, die mit einem Engegefühl, erschwerter Ausatmung und Luftnot verbunden sind. Auch zur Vorbeugung bei Asthma ist sie gut geeignet. Im akuten Asthma-Anfall wirkt sie beruhigend. Darüber hinaus gleicht die Lippenbremse das Herz-Kreislauf-System sehr schnell und zuverlässig aus.

▶ Setzen oder stellen Sie sich bequem hin.

▶ Atmen Sie die Luft durch die Nase langsam, in kurzen vibrierenden Zügen ein. Ihre Lippen sind dabei locker aufeinander gelegt. Danach atmen Sie ganz langsam durch den Mund aus.

▶ Wiederholen Sie diese Übung, sooft sie Ihnen gut tut.

Übung 23: Lippenbremse II

Diese möglicherweise lebensrettende Maßnahme im akuten Asthma-Anfall vertieft die Einatmung, beruhigt den Körper, löst das Engegefühl in der Brust und hält die Lungen weitgehend offen.

▶ Die Lippen werden entspannt aufeinander gelegt. Nun atmen Sie die Luft langsam durch die Nase in kurzen vibrierenden Zügen ein. Es sollten etwa 3 bis 4 Einatemzüge sein.

▶ Atmen Sie dann langsam und stoßweise durch den Mund aus. Zählen Sie dabei die Ausatemzüge. Es sollten mehr Ausatemstöße als Einatemzüge sein, damit zusätzlich Platz geschaffen wird für neue Atemluft.

▶ Wiederholen Sie die Übung, sooft sie Ihnen gut tut.

Übung 24: Luft-Ballon I

Diese Übung lässt Sie tiefer atmen und schenkt Ihnen neue Vitalität; sie beruhigt, entstresst und trainiert die Atemmuskulatur.

▸ Setzen Sie sich aufrecht auf einen Stuhl und rücken Sie mit dem Gesäß so weit nach vorn, dass Sie die Arme bequem seitlich hängen lassen können. Die Füße stehen hüftbreit auseinander und haben festen Bodenkontakt. Die Wirbelsäule ist aufrecht. Entspannen Sie den Nacken ... geben Sie sich genügend Zeit.

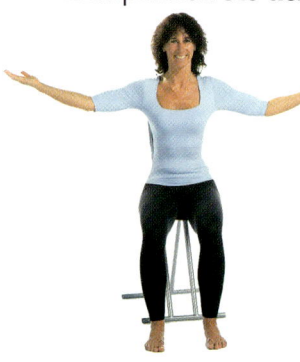

▸ Atmen Sie langsam ein und führen Sie dabei die Arme seitlich gestreckt bis in Schulterhöhe empor, die Handflächen zeigen nach oben.

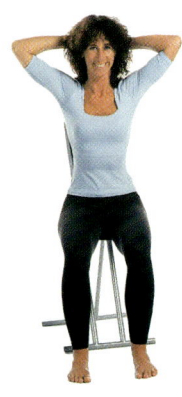

▸ Nun verschränken Sie die Hände hinter dem Kopf. Nehmen Sie die Ellbogen etwas zurück, so dass die Muskulatur in den Armen leicht angespannt ist und der Brustkorb sich ausdehnt. Hier sollte Ihre Einatmung beendet sein. ▸

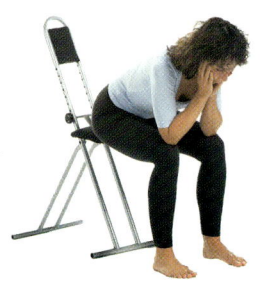

▸ Langsam und genüsslich ausatmen und dabei die Arme sinken lassen.

▸ Lassen Sie jetzt Oberkörper und Kopf entspannt nach vorn sinken und
◂ ruhen Sie mit den Ellbogen auf den Knien nach.

▸ Wiederholen Sie diese Übung 2-mal.

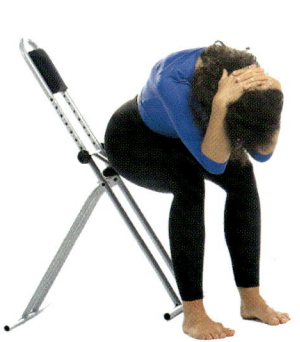

Übung 25: Luft-Ballon II

Diese Übung verbessert die Vitalität und trainiert Ihre Atemmuskulatur. Durch die vollständige Ausatmung können Sie insgesamt tiefer atmen.

▸ Beginnen Sie wie in Übung 24.

▸ Beim Einatmen führen Sie die Arme wieder seitlich nach oben, die Handflächen zeigen nach oben und verschränken die Hände hinter dem Kopf, die Ellbogen ziehen Sie dabei nach hinten. Hier sollte die Einatmung beendet sein.

▸ Nun atmen Sie langsam aus und beugen den Oberkörper gleichmäßig, dem Atemfluss angepasst, nach vorn. Arme und Hände bleiben hinter dem Kopf. Dabei drücken Sie die Ellbogen vor Ihrem Körper zusammen, als wollten Sie Ihren Oberkörper auspressen ... während Sie die Stirn Richtung Knie beugen, so weit es eben geht.

▸ Lösen Sie die Hände und ruhen Sie nach, dabei stützen Sie die Ellbogen auf die Knie.

▸ Wiederholen Sie die Übung 2-mal.

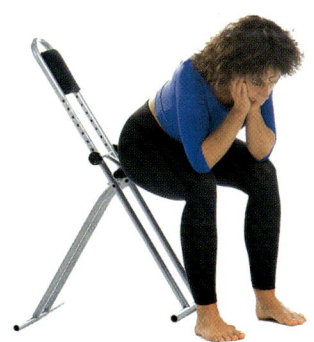

Übung 26: Sich recken und strecken

Diese Übung fördert die vollständige Ausatmung, verbessert die Einatmung, trainiert die Atemmuskulatur, entsäuert und entschlackt den Körper ... Sie fühlen sich einfach vitaler.

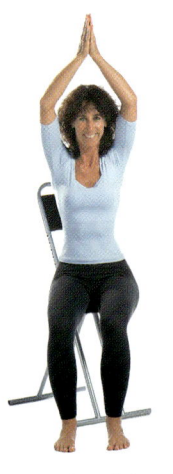

▶ Sitzhaltung wie in Übung 24.

▶ Diesmal werden beim Einatmen die Arme seitlich gestreckt (Handflächen ◀ zeigen nach oben), bis über den Kopf geführt und ganz nach oben hochgestreckt. Hier sollte die Einatmung beendet sein.

▶ Langsam wieder ausatmen, dabei den Oberkörper nach vorne sinken lassen. ▼

▶ Die gestreckten Arme werden zwischen den Beinen nach unten geführt, bis die Hände beinahe den Boden berühren. ▼

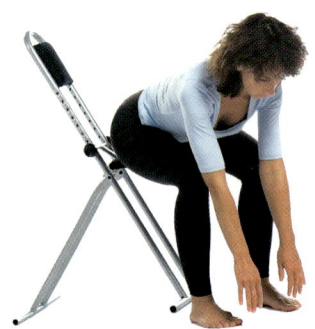

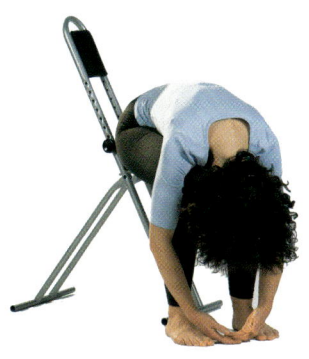

▸ Nun machen Sie einen Rundrücken, lassen Kopf und Schultern bequem ◂ hängen. Die restliche Luft dabei entweichen lassen.

▸ Zur Nachruhe stützen Sie die Ellbogen auf den Knien auf und legen das Kinn in die Hände. Ruhen und entspannen Sie sich, solange Sie möchten, verlassen Sie sich dabei ganz auf Ihr Gefühl.

▸ Wiederholen Sie die Übung 2-mal.

Übung 27: Der Schwamm

Diese Übung trainiert alle an der Atmung beteiligten Muskeln (das Zwerchfell, die Zwischenrippenmuskulatur und die Bauchmuskeln), lässt Sie vollständiger ausatmen, verbessert die Einatmung, entsäuert und entschlackt den Körper.

▸ Sitzhaltung wie in Übung 24.

▸ Die Arme beim Einatmen wieder seitlich bis in Schulterhöhe nach oben steigen lassen, die Handflächen zeigen nach oben. ▸

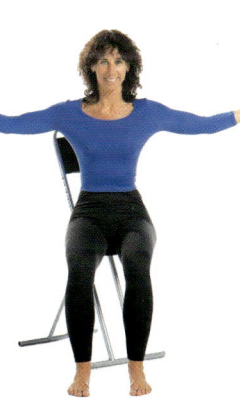

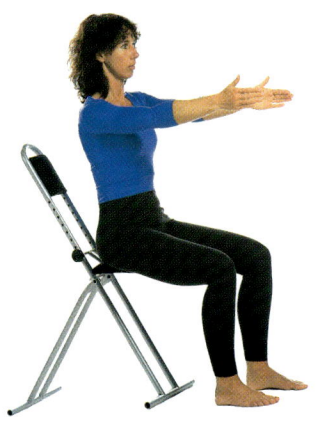

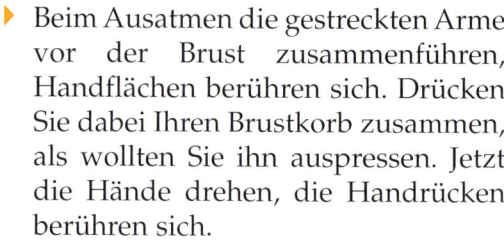 Beim Ausatmen die gestreckten Arme vor der Brust zusammenführen, Handflächen berühren sich. Drücken Sie dabei Ihren Brustkorb zusammen, als wollten Sie ihn auspressen. Jetzt die Hände drehen, die Handrücken berühren sich.

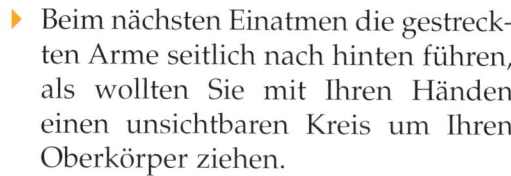 Beim nächsten Einatmen die gestreckten Arme seitlich nach hinten führen, als wollten Sie mit Ihren Händen einen unsichtbaren Kreis um Ihren Oberkörper ziehen.

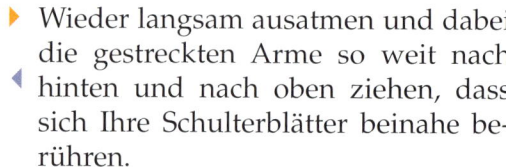 Wieder langsam ausatmen und dabei die gestreckten Arme so weit nach hinten und nach oben ziehen, dass sich Ihre Schulterblätter beinahe berühren.

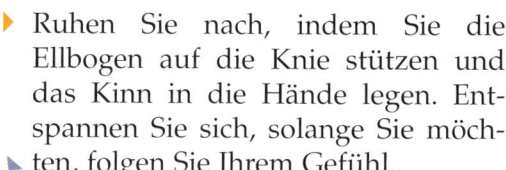 Ruhen Sie nach, indem Sie die Ellbogen auf die Knie stützen und das Kinn in die Hände legen. Entspannen Sie sich, solange Sie möchten, folgen Sie Ihrem Gefühl.

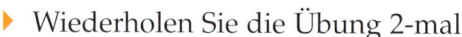

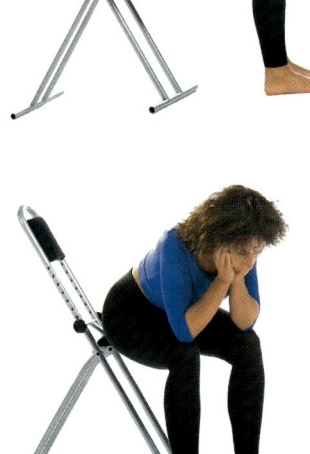 Wiederholen Sie die Übung 2-mal.

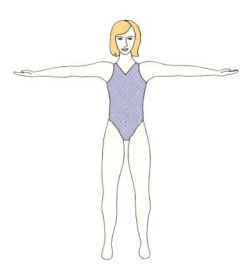

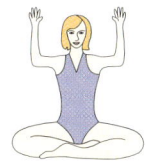

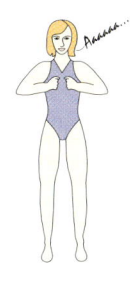

Übungsteil 3:
Kosmische Lebenskraft

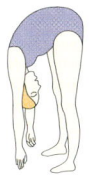

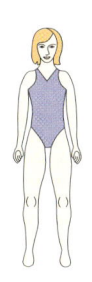

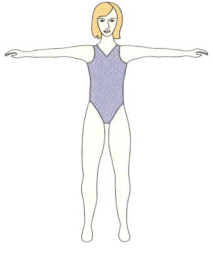

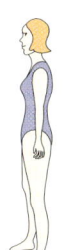

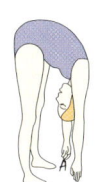

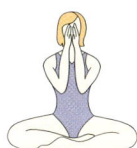

Neben Sauerstoff und anderen Gasen enthält die Luft, die wir einatmen, ein weiteres kostbares Elixier. Dieses nennen die Inder »Prana«, die Chinesen »Chi« und die westliche Welt bezeichnet es als »Od« oder »Odem«. Aber worum handelt es sich dabei eigentlich? Alte, überlieferte Schriften wissen davon zu berichten, dass Prana bzw. Od die besonders in der Luft, aber auch in allem, was wir essen und trinken, enthaltene Lebensenergie ist, die der höchsten Quelle des Seins entstammt. Es ist die feine Energiestrahlung, die uns aus dem Kosmos erreicht. In diesem Od nun ist die vitale Lebenskraft enthalten.

Einen kleinen Teil davon können wir erfassen, wenn wir zum Himmel hinaufschauen: Wir erleben den Zauber funkelnder Sterne, mildes Mondlicht und bei Tag die strahlende Sonnenkraft – ihr Lichtspiel wird von der Erde angezogen, ihre Energie wird aufgenommen und gespeichert. Gebadet in diesem Wechselspiel der Energien und eingebunden in die Rhythmen der Natur – Frühling, Sommer, Herbst und Winter; Tag und Nacht; Ebbe und Flut – steht der Mensch. Er nimmt die Kräfte des Kosmos und die Erdkräfte der Natur unwillkürlich in sich auf und wandelt sie für sich um: in seelische Regungen, die den Wunsch und die Fähigkeit zu leben speisen. Der Odem des Lebens umgibt und durchpulst uns – wir sind lebendige Seelen, voller Vitalität und Lebensfeuer.

Menschen, denen für eine längere Zeit die Aufnahme des lebensnotwendigen Prana vorenthalten wird, wissen ein trauriges Lied davon zu singen, welche schädlichen Auswirkungen dies auf ihr Wohlbefinden hat. In Büros atmen sie die gefilterte und aufbereitete Luft einer Klimaanlage ein und fühlen sich oft erschöpft. Ihre Leistungsfähigkeit sinkt und nicht selten leiden sie unter Kopfschmerzen oder Migräne. Was ist geschehen? Die Luft durchläuft die gesamte Klimaanlage wieder und wieder und ihr wird dabei alles Prana bzw. Od entzogen. So wird sie immer wieder zur Verfügung gestellt, doch da sie praktisch keinen »Nährwert« mehr hat, müssen die Menschen, die gezwungen sind, diese Luft zu atmen, auf ihre eigenen Reserven an Lebensenergie zurückgreifen.

Mit jedem Atemzug nehmen wir also nicht nur Luft, sondern auch das darin enthaltene Prana oder Od in uns auf – und damit die vitale Lebenskraft, die uns eigentlich leben lässt. Sauerstoff alleine reicht uns nicht, erst wenn Od unsere Körperzellen, unser Gehirn und das Nervensystem speist, manifestiert sich unsere Seele mehr und mehr als ein Teil des allumfassenden göttlichen Bewusstseins. Spüren Sie selbst die Wirkung des energetisierenden Od und was es in Ihnen auslöst! Da es eine sehr feine Energie ist, sollten Sie Ihre Sensibilität schulen und sich körperlich und geistig auf sie einstellen.

Indem wir bewusst atmen, aktivieren wir unsere feinfühlige Seele und die Körperzellen speichern die vitale Lebenskraft, wie eine Batterie elektrische Energie speichert. Sind die Körperzellen optimal versorgt, strahlen sie vor Energie. Dadurch vergrößert sich unser Energiefeld, unsere Aura. Haben wir dagegen ein kleines Energiefeld, sind wir mit Lebenskraft unterversorgt. In einer ausgetrockneten Körperzelle allerdings kann die vitale Lebenskraft nur schlecht gespeichert werden. Trinken Sie genug? Mindestens 2 Liter über den Tag verteilt? So versorgen Sie Ihren Körper ausreichend mit Flüssigkeit, die Säfte fließen, die Zellen quellen auf und können das Od in sich aufnehmen.

Um all diese Zusammenhänge wissen die Yogis. Sie arbeiten mit dem Atem. Und sie sind Meister im Erfinden und Ausprobieren von außergewöhnlichen Atemübungen. Im Folgenden stellen wir Ihnen einige solcher Übungen vor.

Lachyoga

Der Mensch ist ein lachendes Lebewesen.

Baruch de Spinoza

Seien Sie vergnügt und beleben Sie lachend Ihre Sinne! Die Übungen des Lachyoga machen Sie so optimistisch, dass Sie entspannt, gestärkt und selbstbewusst dem Alltag auf die schönste Art und Weise Ihre Zähne zeigen können, nämlich lachend! Praktizieren Sie

Lachyoga, so werden Sie immer wieder herzlich über sich selbst lachen können. Lachen schwemmt negative Gedanken hinweg! Wenn Sie das Lachen im Bauch spüren, wird Ihre innere Quelle direkt angesprochen. Ihr Kraftwerk, Ihr Solarplexus wird aktiv und sprudelt über vor Freude. Das Herz öffnet sich, Ihre Gefühle können frei fließen.

Machen Sie diese Übungen ruhig einmal vor dem Spiegel und spüren Sie der Wirkung nach. In einer Gruppe mit mehreren »Lachmeistern« machen diese Übungen natürlich besondere Freude.

Übung 28: Rhytmisches Lachen

Diese Übung kräftigt alle an der Atmung beteiligten Muskeln, die Bauchmuskeln und die Zwischenrippenmuskulatur. Sie ist eine hervorragende Massage für Ihr Zwerchfell!

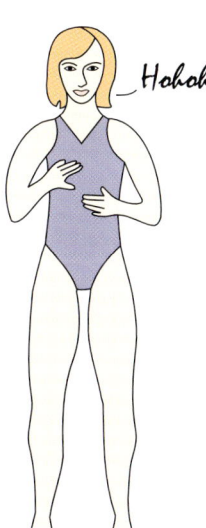

Hohohahaha

▸ Nehmen Sie die Grundstellung ein.

▸ Atmen Sie tief in den Bauch, klatschen Sie dabei rhythmisch in die Hände und lachen Sie beim Ausatmen laut und kräftig aus dem Bauch heraus: »Ho Ho Ha Ha Ha – Ho Ho Ha Ha Ha!«

▸ Wiederholen Sie das Ganze 10- bis 15-mal.

▸ Sehr bald schon werden Sie die reinigende Wirkung dieser Übung spüren: Sie werden sich räuspern und hüsteln.

Übung 29: Himmlisches Lachen

Diese Übung baut Spannung ab und reinigt die Atemwege. Sie können sie mit den Vokalen I, E, O, U oder A machen. Dabei werden jeweils verschiedene Körperbereiche angesprochen (siehe »Die Vokalatmung«, Seite 55).

Intonieren Sie die Vokale jedoch nur einzeln, verbinden Sie sie *nicht* miteinander!

▶ Nehmen Sie die Grundstellung ein.

▶ Den Oberkörper nach vorn hinunter- ▶
beugen und ein A aus der Erde »pflü-
cken«. Nehmen Sie es in die Hände
und intonieren Sie dabei laut:
»Aaaaaa...«. Dabei lassen Sie die
Tonhöhe ansteigen und die Laut-
stärke anschwellen.

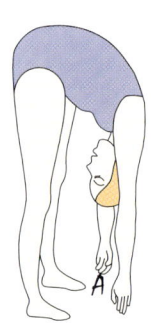

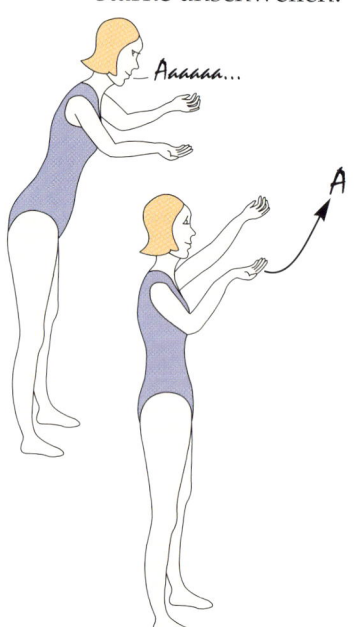

▶ Schleudern Sie das A mit Schwung in
den Himmel hinauf.

▶ Winken Sie ihm herzlich lachend
nach.

▶ Wiederholen Sie diese Übung, sooft
Sie möchten.

Übung 30: Schmunzelndes Lachen

Mit dieser Übung werden Sie Ihre Gesichtsmuskulatur lockern, besonders im Mund- und Kieferbereich. Gleichzeitig werden die Lungen ausgepresst und dadurch von allem Ballast befreit. Das »schmunzelnde Lachen« ist eine fantastische Bauchmassage!

▸ Nehmen Sie die Grundstellung ein.

▸ Schließen Sie den Mund und lachen Sie mit ganz locker aufeinander gelegten Lippen deutlich hörbar nacheinander ha ha ha ha ha, he he he he he, hi hi hi hi hi, ho ho ho ho ho, hu hu hu hu hu. Beißen Sie die Zähne dabei nicht zusammen!

▸ Wiederholen Sie diese Übung, sooft Sie möchten.

Aufmerksame Lachmeister werden mit Vergnügen feststellen, dass die unterschiedlichen Lachlaute bestimmte Empfindungen auslösen:

Ha ha ha ha ha – hocherfreutes Lachen, aus tiefster Seele

He he he he he – ironisches, hämisches Lachen

Hi hi hi hi hi – verschämtes, schadenfreudiges Lachen

Ho ho ho ho ho – anerkennendes Lachen

Hu hu hu hu hu – ängstliches Lachen.

Meditatives Atmen

Wenn du zur heiligen Sammlung gelangen willst,
sollst du nicht alles aufnehmen wollen,
sondern dich zurücknehmen.

Johannes vom Kreuz

Jeder von uns hat schon einmal meditiert: Wir haben tief versunken in Stille an einem Meeresstrand die wogenden Wellen beobachtet, im Gebirge die Aussicht ins tiefe Tal genossen, den farbenfrohen Untergang der Abendsonne bestaunt oder vielleicht dem Zug der Wildgänse selbstvergessen hinterhergeschaut. Auch wenn wir gedankenverloren in eine Kerzenflamme oder in knisterndes, loderndes Feuer blicken, kommen wir schnell in eine meditative Stimmung. Wir empfinden diese Erlebnisse als aufbauende, wohltuende Erfahrungen.

Eine meditative Grundstimmung in Verbindung mit Atemübungen führt uns ganz zu uns selbst und zu unserem Körpergeschehen zurück, welches wir dann so deutlich beobachten können wie noch nie zuvor. Und vielleicht genießen wir dabei zum ersten Mal ganz bewusst die Erleichterung und den Frieden, die durch diese Art der Entspannung entstehen!

Diese meditative Atemübung schenkt Ihnen Ruhe und öffnet Ihr Herz für die Welt. Sie fühlen sich befreit.

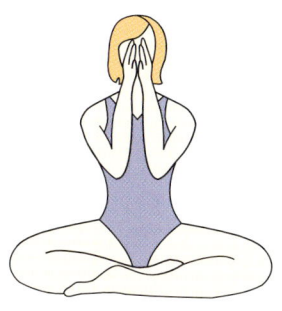

▸ Setzen Sie sich in einer Meditations-haltung entspannt auf den Boden oder bequem und entspannt auf einen Stuhl.

▸ Halten Sie Ihre Hände in Gebets-haltung direkt vor die Stirn, die Un-terarme berühren sich dabei.

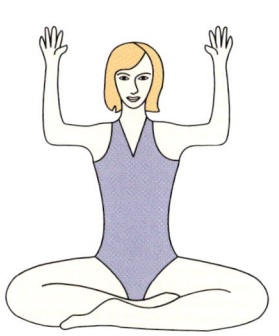

▸ Beim Einatmen lösen Sie Hände und Unterarme voneinander und führen die angewinkelten Arme zur Seite, so weit wie es geht. Dabei gehen die Ellbogen etwas nach oben, so dass Oberarme und Schultern eine Linie bilden. Die Einatmung sollte hier beendet sein. Halten Sie nun einen kurzen Moment inne, atmen Sie nicht.

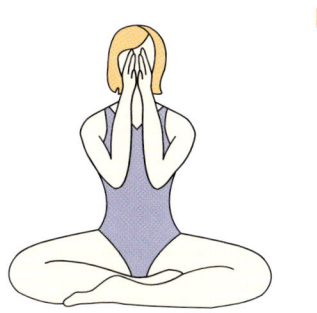

▸ Während Sie ausatmen, führen Sie Hände und Arme wieder in die Ausgangsposition zurück, halten dann einen kurzen Moment inne, bevor Sie Arme und Hände mit dem nächsten Einatmen erneut öffnen. Machen Sie diese Übung, solange sie Ihnen angenehm ist.

Sind Sie sehr aufmerksam bei der Sache, dann werden Sie die Energie zwischen Ihren Händen deutlich spüren können.

Die folgende Meditationsübung gleicht belastete Körperbereiche aus. Sie ist eine gute Hilfe auf dem Weg zur Gesundung.

Für die Übungssituation benötigen Sie ein ruhiges Zimmer, einen bequemen Sessel, eine Couch oder einen Stuhl, bequeme Kleidung. Schließen Sie die Augen und stellen Sie sich auf die Übung ein: Gönnen Sie sich Zeit für sich allein, etwa 20 Minuten der Ruhe.

▶ Legen oder setzen Sie sich bequem hin und entspannen Sie sich.

▶ Sind Sie in eine meditative Grundstimmung gekommen, atmen Sie tief aus ... und wieder ein. Dann geben Sie Ihrem Unterbewusstsein den Auftrag, jetzt einen Bereich Ihres Körpers in Ihr Bewusstsein treten zu lassen, der als Erstes behandelt werden möchte. Wenn mehrere Körperbereiche sich melden, nehmen Sie die erste Information, die Sie bekommen.

▶ Atmen Sie ein, gehen Sie beim Ausatmen in Gedanken in diesen Körperbereich hinein und nehmen Sie ihn genau wahr. Bleiben Sie in Stille mit Ihrer Aufmerksamkeit in diesem Körperbereich ... atmen Sie tief, aber ruhig, langsam und konzentriert ein ... und aus ... Dann lassen Sie sich von Ihrem Unterbewusstsein eine symbolische Farbe zeigen.

▶ Haben Sie die Farbe gesehen, dann bitten Sie Ihr Unterbewusstsein, jetzt auf die gleiche Art und Weise eine symbolische Form auftauchen zu lassen.

▶ Haben Sie die Form wahrgenommen, so erkennen Sie schließlich ihre Größe.

▶ Nun ist es an der Zeit, das, was sich Ihnen gezeigt hat, zu verändern. Schicken Sie die mit dem Einatmen aufgenommene Kraft beim Ausatmen in diesen Bereich Ihres Körpers und verändern Sie die Farbe ... lassen Sie sie heller werden, strahlender. Machen Sie sie zu einer Farbe, die Ihnen zutiefst angenehm ist.

▸ Verändern Sie beim Ausatmen die Form ... lassen Sie diese zu einer Form werden, die Sie mögen.

▸ Danach verändern Sie die Größe ... die Form wird immer kleiner, bis sie sich fast aufgelöst hat. Den letzten Rest ziehen Sie beim Einatmen nach oben und atmen ihn durch den Mund aus.

▸ Beenden Sie die Meditation, indem Sie sich *langsam* ins Hier und Jetzt »zurückholen«: Atmen Sie tief ein und aus, bewegen Sie Hände und Füße und öffnen Sie dann die Augen. Recken und strecken Sie sich, ruhen Sie nach, solange Sie möchten, dabei lassen Sie das Erlebte noch einmal Revue passieren: Was haben Sie erlebt? Hat sich in Ihrem Körper etwas verändert? Haben sich Ihre Beschwerden gebessert?

▸ Stehen Sie jetzt ganz langsam auf.

Vielleicht wundern Sie sich, dass Sie dazu angeleitet wurden mit der ersten Information, die Sie bekamen, zu arbeiten. Warum zum Beispiel in den Nacken atmen, wo Sie doch Kopfschmerzen haben? Die Erklärung ist recht einfach: Ihr Unterbewusstsein weiß, dass die Ursache für Ihre Kopfschmerzen in Ihren Nackenverspannungen liegt. Oft ist es so, dass der Auslöser für Beschwerden in einem anderen Körperbereich als dem schmerzenden zu suchen ist.

Übung 33: Schmerzen wegatmen

Diese Übung ist eine gute Hilfe zur Selbsthilfe. Mit ihrer Unterstützung können Sie Schmerzen auflösen.

Achtung! Diese Übung ersetzt jedoch auf keinen Fall den Arztbesuch.

▸ Legen Sie sich bequem auf den Boden bzw. auf Ihre Unterlage.

▶ Atmen Sie ein. Beim Ausatmen gehen Sie in Gedanken an die schmerzende Stelle und schicken die vorher beim Einatmen aufgenommene Energie dorthin. Das bedeutet, Sie atmen zwar Kohlendioxid und Schadstoffe aus, machen sich aber gleichzeitig bewusst, dass jetzt die beim Atmen aufgenommene Lebenskraft, das Od, dem belasteten Körperbereich zugute kommt. Entspannen Sie die Muskulatur in diesem Bereich mehr und mehr.

▶ Wiederholen Sie das so oft, bis die Schmerzen nachlassen.

Die Chakren

Die fernöstliche Philosophie weiß, dass Chakren die Zentren im feinstofflichen Körper sind. Es gibt sieben Hauptchakren, die in Verbindung zu wichtigen Nervengeflechten und Drüsen stehen. Zusätzlich gibt es eine Reihe von Nebenchakren, einige befinden sich im Bereich der Körpergelenke, andere auf den Handflächen und den Fußsohlen.

Atmen wir in diese Chakren, so erhöht sich das Körpergefühl und lässt das Körperbewusstsein erwachen: die Lebensenergie und Erdverbundenheit, die sexuelle Kraft und die Kreativität werden angeregt; die Verarbeitung von Gefühlen und Erlebnissen unterstützt; die Durchsetzungsfähigkeit gestärkt; das Mitgefühl, die Liebe und die Heilung gefördert; die Kommunikation, der Selbstausdruck und das Streben nach Unabhängigkeit werden aktiviert; die Intuition und die Geisteskraft belebt und das spirituelle Wachstum und die Selbstverwirklichung gestärkt. Aktivieren Sie Ihre Chakren, dann stellt sich ein angenehmes Prickeln ein. Sensible Menschen spüren sogar, wie diese Energiezentren pulsieren und sich zu öffnen beginnen. Lebensenergie, Kreativität und Beziehungsfähigkeit, Harmonie und Liebe, Inspiration, Intuition, Weisheit und Spiritualität eröffnen Ihnen neue Bewußtseinsstufen.

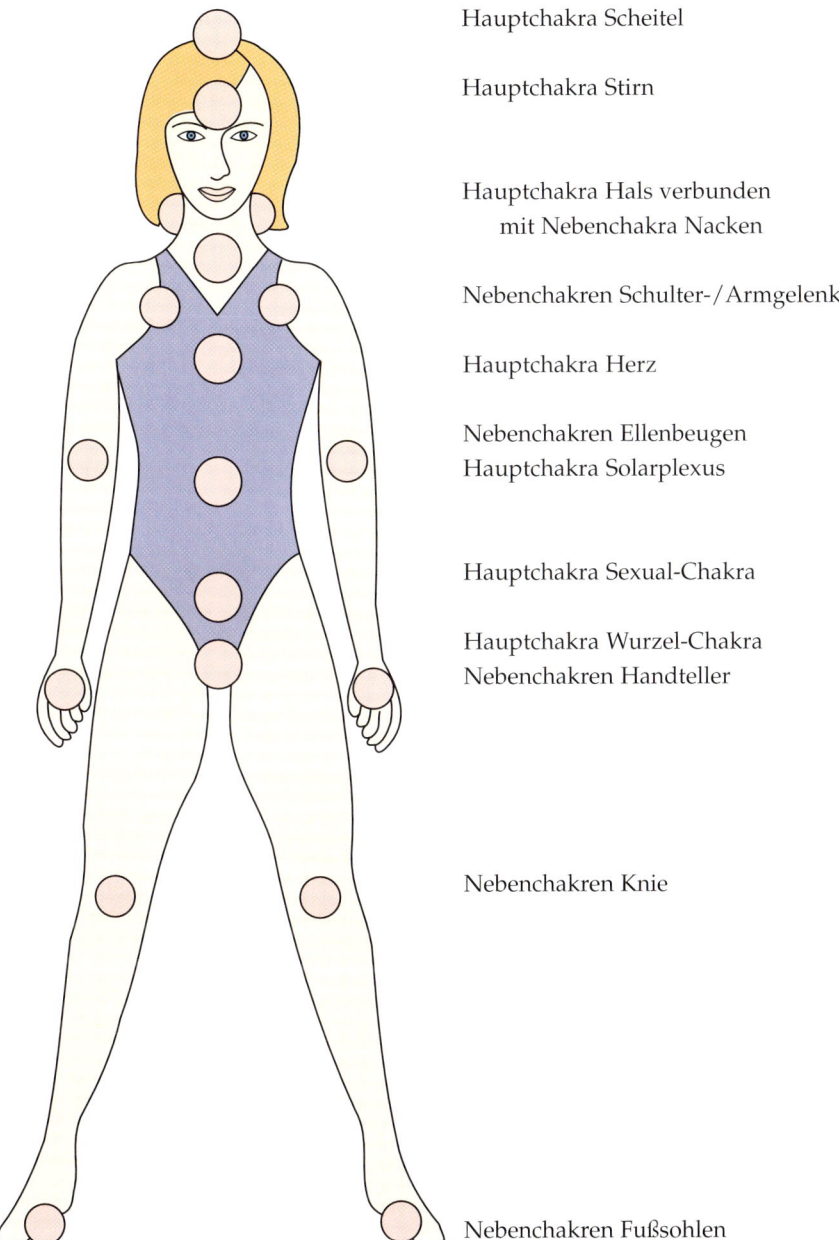

Hauptchakra Scheitel

Hauptchakra Stirn

Hauptchakra Hals verbunden
    mit Nebenchakra Nacken

Nebenchakren Schulter-/Armgelenke

Hauptchakra Herz

Nebenchakren Ellenbeugen
Hauptchakra Solarplexus

Hauptchakra Sexual-Chakra

Hauptchakra Wurzel-Chakra
Nebenchakren Handteller

Nebenchakren Knie

Nebenchakren Fußsohlen

Haupt- und Nebenchakren des Energiesystems

Übung 34: Chakren-Atmung für ein langes Leben

▸ Legen Sie sich bequem und entspannt auf ihre Unterlage. Schließen Sie Ihre Augen.

▸ Atmen Sie ein und schicken Sie das in der eingeatmeten Luft enthaltene Od beim Ausatmen der Reihe nach in Ihre Chakren:

▸ Beginnen Sie mit dem Chakra, das in die Mitte Ihrer rechten Fußsohle liegt. Atmen Sie ein und schicken Sie beim Ausatmen den aufgenommenen göttlichen Odstrom dorthin. Danach gönnen Sie sich Ruhe und atmen gleichmäßig 3- bis 5-mal ein ... und aus. Diese Ruhephase ist sehr wichtig! Als nächstes wenden Sie sich der linken Fußsohle zu.

▸ Verfahren Sie nun mit den anderen Chakren genauso in der angegebenen Reihenfolge:

- Kniekehlenchakren
- Wurzelchakra
- Sexualchakra
- Solarplexuschakra
- Herzchakra
- Handtellerchakren
- Ellbeugenchakren
- Schulter-/Armgelenkchakren
- Nackenchakra
- Halschakra
- Stirnchakra
- Scheitelchakra

▸ Ruhen Sie noch eine Zeit lang und spüren Sie der Übung nach: Wie fühlen sich Ihr Körper und sein Energiefeld jetzt an? Wiederholen Sie bei Bedarf die Übung noch 2-mal.

Nach dieser sehr intensiven Übung ist es notwendig, dass Sie sich *langsam* ins Hier und Jetzt zurückholen: Atmen Sie tief ein und aus, bewegen Sie Hände und Füße, öffnen Sie dann erst die Augen.

Recken und strecken Sie sich. Stehen Sie nun ganz langsam über die Seite auf.

Diese Übung können Sie auch als wirkungsvolle Einschlafhilfe benutzen. Sie aktiviert Ihr psychisches Bewusstsein, Sie werden gut schlafen und entspannt träumen, Botschaften aus Ihrem Unterbewusstsein erhalten, die Ihnen sicher weiterhelfen.

Dem Atem positive Kraft mitgeben

Die Kraft des Gedankens
ist unsichtbar wie der verborgene Same,
aus dem ein riesiger Baum wächst.

Leo N. Tolstoi

Wie oft begleiten negative Gedanken ihren Atem, zum Beispiel »Mir bleibt die Luft weg«; »Ich habe keine Zeit zum Durchatmen«; »Ich bin atemlos und erschöpft, keuche vor Anstrengung, habe keine Zeit zum Luftholen«. Gedanken sind starke Kräfte. Solche negativen Gedanken programmieren Ihr Unterbewusstsein – sie schwächen es. Da Ihr Unterbewusstsein neben vielem anderen auch Ihre Atmung beeinflusst, ist es sinnvoller es mit positiven, aufbauenden Gedanken, mit sogenannten »Affirmationen«, zu stärken. Diese können Sie nach jeder Übung, wenn Sie sich ausruhen, anwenden:

Affirmationen für einen frei fließenden Atem

- Mein Atem schenkt mir Entspannung, Kraft und Frieden.

- Ich atme ruhig und gleichmäßig in meinem eigenen Rhythmus ein und aus.

- Göttlicher Atem strömt in mich ein.

- Mich umweht die Luft des Lebens.

- Ich atme frei.

- Mein Atem belebt mich und meine Sinne.

- Mein Atem verbindet mich mit der ganzen Schöpfung.

- Es atmet mich.

- Ich lasse mich atmen.

- Ich atme ganz natürlich in meinem eigenen Rhythmus.

- Ich genieße die Freiheit des Elementes Luft.

- Feinste Luftenergien durchpulsen mein ganzes Wesen.

- Luft macht mich leicht und frei.

Oder lassen Sie sich inspirieren und finden Sie eigene Affirmationen!

Schluss

Im Rausch der Lüfte

Lassen wir den Geist der Luft erzählen:
»Zu Urzeiten, als wir, die tobenden Elemente – Feuer, Wasser, Luft und Erde –, im Rausch unserer ungestümen Machtkämpfe uns zu ordnen suchten, trieb ich, der Sturmwind, mit titanischer Kraft die Leidenschaft der elementaren Naturgewalten an. Orkanartig blähte ich mich auf, um das Feuer der glühenden Lavaströme, die aus dem Bauch von Mutter Erde quollen, anzufachen und am Leben zu erhalten. Ich hielt die gigantischen Massen geschmeidig, dank mir breiteten sie sich über den jungen Planeten aus. Gleichzeitig peitschten meine Wirbelwinde die brodelnden Wasser tosend auf, damit in ihrer Kühle die gleißenden Ströme erstarren konnten. Landmassen entstanden: hohe Gebirge und tiefe Täler.

Angetrieben vom brennenden Feuer der Sonne und den wechselnden kühlenden Mondphasen tobte ich im stürmischen Rhythmus, um auf diesem Planeten das Leben vorzubereiten. Bereitwillig schlugen mir die tosenden Wasser des Meeres und der Liebe Wellen entgegen, um sich mir, der Luft, zu eröffnen. Als der Träger der Lebenskraft durchwirbelte ich die gigantischen Wassermassen, um sie mit dem Geist des Lebens zu erfüllen. Lichtströme und Luftblasen pustete ich in die aufschäumenden Meere, die mir als Gegengabe abertausende winzige funkelnde Wassertröpfchen schenkten.

Mein Atemwind nahm die leuchtenden Wasserperlen auf, die im gleißenden Licht der Sonne aufstiegen. Angereichert mit dem beseelenden Element Wasser vollführte ich am Firmament den Hochzeitstanz. Im Rausch der Leidenschaft befruchteten wir die jungfräuliche Erde und schenkten ihr Leben. Meine zarten Schleier bildeten eine Atmosphäre und umhüllten das Erdreich schützend, mein elektrisierender Geist erfüllte sie nährend. Gewächse, grüne Pflanzen, starke Bäume, zarte blühende Blumen bereiteten den Garten Eden vor, um Tieren und Menschen ein Zuhause zu bereiten.

Auf der Erdoberfläche, hier am Grund meines Luftmeeres, dürft ihr, die Tiere und die Menschen, die atemberaubende Schönheit eures Mutterplaneten erleben und genießen. Eingebettet in die Elemente könnt ihr das Geheimnis des Lebens lüften, das euch umgibt. Unter dem Einfluss der euch magnetisch anziehenden Erde sollt ihr eine Luftbrücke schlagen, um euch durch mich inspirieren zu lassen: Lasst mich hinein, öffnet Fenster und Türen, schafft freien Raum, um euren Herzen Luft zu machen!«

Wie der Delphin, der neugierig erfreut aus den Meeren auftaucht, um aufatmend den Himmel und die Weite der Welt zu erblicken, können auch Sie – weiter hinaufschauend – über die inspirierende Luft andere Dimensionen erahnen und Ihrem Geist die Weite des Universums eröffnen ...

Und dass dies geschieht, wünschen wir Ihnen von ganzem Herzen!

Rosemarie Dröschel
Astrid Feuser

Von Rosemarie Dröschel und Astrid Feuser ist im
Verlag Hermann Bauer außerdem erschienen:

Weise Eule, schöner Schwan

Das Orakel der Helfertiere

Set mit 40 Karten und Deutungshandbuch, kart.,
160 Seiten, ISBN 3-7626-0789-3

Das Orakel der Helfertiere verschafft Eintritt in das Königreich der
Tiere. Einem Schamanen gleich kann der Leser mit dem Geist
der Tiere in Verbindung treten.
Die poetische Sprache rührt direkt an das Seelen- und
Gefühlsleben und leitet auf zauberhafte Weise ein Umdenken und
Umfühlen ein. Wer sich mit »Weise Eule, schöner Schwan« auf die
verborgene Weisheit der Tiere einlässt, dem erschließen sich die
Helfertiere als Begleiter und Beschützer auf dem Weg der
Selbsterkenntnis.

Verlag Hermann Bauer · Freiburg im Breisgau